Défis et décisions

Trouver des services de santé mentale en Ontario

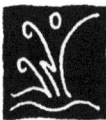

Centre for Addiction and Mental Health

Centre de toxicomanie et de santé mentale

Un Centre collaborateur de l'Organisation panaméricaine de la santé et de l'Organisation mondiale de la Santé

Défis et décisions : Trouver des services de santé mentale en Ontario

Catalogage avant publication, Bibliothèque nationale du Canada.

Défis et décisions : trouver des services de santé mentale en Ontario / Centre de toxicomanie et de santé mentale

ISBN 0-88868-449-5

1. Services de santé mentale—Ontario—Guides. I. Centre de toxicomanie et de santé mentale. II. Titre : Défis et décisions.

RA790.7.C3C4714 2003   362.2'09713   C2003-901392-8

Code de produit : PR069
Imprimé au Canada
Copyright © 2003 Centre de toxicomanie et de santé mentale

Ce livre a été réalisé par :

CONCEPTION
Margaret Kittel Canale,
  M.Éd., CTSM

RÉDACTION
Diana Ballon, M.S.S, CTSM
Kelly Lamorie et
  Megan MacDonald,
  Double Space

TRADUCTION ET RÉVISION
Traductions à la page
Evelyne Barthès-McDonald,
  trad. a., CTMS
Norman Liu, CTSM

CONCEPTION GRAPHIQUE
Mara Korkola, MFA, CTSM
Nancy Leung, MFA, CTSM

PRODUCTION
Christine Harris, CAPPM, CTSM

MARKETING
Arturo Llerenas, M.A., CTSM

(CTSM, Centre de toxicomanie et de santé mentale)

Pour tout renseignement sur d'autres ressources du Centre de toxicomanie et de santé mentale ou pour passer une commande, veuillez communiquer avec le :

Service du marketing et des ventes
Centre de toxicomanie et de santé mentale
33, rue Russell
Toronto (Ontario) M5S 2S1
Canada

Tél. : 1 800 661-1111 ou 416 595-6059 à Toronto
Courriel : marketing@camh.net

Site Web : www.camh.net

Available in English under the title:
Challenges & Choices: Finding Mental Health Services in Ontario

Remerciements

Nombreuses sont les personnes qui ont consacré leur temps et leur savoir-faire à l'élaboration de ce livre important. Un groupe de travail au Centre de toxicomanie et de santé mentale a révisé plusieurs ébauches et offert de précieux commentaires. Les deuxième et troisième ébauches ont été revues par des clients et des membres de leur famille, le grand public et des fournisseurs de services dans l'ensemble de l'Ontario. Ce guide est le résultat de leur sagesse collective.

Pour explorer ce sujet plus en profondeur, nous recommandons à nos lecteurs *The Last Taboo: A Survival Guide to Mental Health Care in Canada* de Scott Simmie et Julia Nunes. En plus de présenter les opinions de nombreux fournisseurs de services de santé mentale, ce livre offre une approche personnelle et un aperçu remarquable du système de soins en santé mentale. Il émane du point de vue de personnes ayant eu recours au système en tant que client ou membre de sa famille.

Pour les gens vivant dans la région de Toronto, *Making Choices: A Consumer/Survivor's Guide to Adult Mental Health Services and Supports in Toronto* constitue aussi une ressource utile. On y trouve de l'information générale et de nombreuses listes de services de soutien et de soins en santé mentale, mis à jour régulièrement.

AUTEURE

Diana Ballon, M.S.S., Éducation et publication, CTSM, Toronto

DIRECTRICE DE PROJET

Margaret Kittel Canale, M.Éd., Éducation et publication, CTSM, Toronto

GROUPE DE TRAVAIL DU CTSM

Karyn Baker, M.S.S., Programme d'approche et d'intervention auprès des familles, Toronto

Christina Bartha, M.S.S./trav. soc. aut., Programme de pédopsychiatrie, Toronto

David S. Goldbloom, M.D. FRCPC, médecin-chef, Toronto

Janice Harris, inf. aut., Services d'urgence, Toronto

Elizabeth Hendren-Roberge, M.Sc., Services régionaux, Nord, Wawa

Rena Scheffer, Service d'éducation et d'information publiques, Toronto

Susan Smither, Services régionaux, Centre-est, Toronto

Chris Sullivan, Services régionaux, Centre-est, Kingston

Ellen Tate, Unité de conseil et de recherche sur les systèmes de santé, Toronto

Peter Voore, M.D. FRCPC, Programme de psychiatrie générale, Toronto

RÉVISEURS

Linda Braichet, LPC NCC, Lambton Family Initiative, Sarnia

Robert Buckingham, M.D., University Health Network, Toronto

Richard Christie, Centre de toxicomanie et de santé mentale, Kingston

Glen Dewar, Community Resources Consultants of Toronto, Toronto

Teresa Dremetsikas, M.D., Centre canadien pour victimes de torture, Toronto

Randi Fine, M.S.S., consultante en gérontologie, Toronto

Bill Jesty, Windsor Mood Disorders Self Support Group, Windsor

Anu Lala, B.Sc. DTATI, Women's Health in Women's Hands, Toronto

Karen Liberman, Mood Disorders Association of Ontario, Toronto

Neasa Martin & Associates, Toronto

Initiative ontarienne de développement favorisant l'aide entre pairs, Toronto

Amie Parikh, Centre de toxicomanie et de santé mentale, Toronto

Margaret Pepper, Services de santé de la Première Nation de Kettle Point, Kettle Point

David Reville & Associates, Toronto

Campbell Thomson, St. Clair Child and Youth Services, Point Edward

Nous remercions aussi ceux et celles qui ont passé en revue une ébauche antérieure et qui nous ont fait part de leurs commentaires : Peter Chubb, Toronto ; Lucy Costa, Toronto ; Susan Erdelyan, Windsor ; Debby Lessard, Wawa ; Dianne Murray, Toronto ; Jenn Oakley, Kitchener ; Heather Ogilvie, Cornwall ; Beth Tiozzo, Cornwall ; Patricia Way, Rockland et Marianne Willars, North Bay.

De nombreuses autres personnes nous ont gracieusement offert leurs commentaires et se sont montrées très coopératives à maintes reprises. Du CTSM : Gail Czukar, avocate générale ; Brian McLean et Anita Persaud, Unité de recherche et de soutien communautaire ; Wendy Nailer et Diana Musson, Programme d'adaptation au travail et de soutien à l'emploi ; Wayne Skinner, Programme de traitement des troubles concomitants et Wende Wood, Services pharmaceutiques. Merci aussi à Lora Patton, avocate au Bureau de l'intervention en faveur des patients des établissements psychiatriques.

Table des matières

Avis aux fournisseurs de services

Lorsque nous avons interrogé les fournisseurs de services sur leurs besoins en information publique sur la santé mentale, ils ont indiqué qu'ils manquaient de renseignements sur les services de santé mentale offerts en Ontario pour leurs clients et leur famille. C'est la raison pour laquelle nous avons créé *Défis et décisions : trouver des services de santé mentale en Ontario*.

Ce guide, rédigé en langage simple et s'adressant aux clients et à leur famille, vous sera certainement également très utile, autant pour améliorer vos connaissances que pour partager avec vos clients et leur famille l'information qu'il contient. Son format a été spécialement conçu pour que vous puissiez facilement photocopier les pages. Vous pouvez en laisser un exemplaire dans votre salle d'attente, à titre de référence, pour vos clients. Notre objectif principal est de faire en sorte que le plus grand nombre de personnes possible puisse profiter de toute l'information contenue dans ce guide.

La production de ce guide a nécessité près d'un an de travail. Il a été revu en profondeur par un groupe de travail du Centre de toxicomanie et de santé mentale, par des experts de nombreux organismes de santé mentale dans l'ensemble de l'Ontario et par des clients, leur famille et des membres du public. L'équipe de révision était composée de membres provenant de divers milieux — régions urbaines et rurales de l'Ontario, groupes ethnoculturels et raciaux — aux connaissances et à l'expérience variées.

Nous espérons que ce guide et l'information qu'il contient seront d'une grande utilité pour vous et pour vos clients.

À propos
du guide

À qui s'adresse ce guide ?

Ce guide s'adresse aux personnes en quête de services de santé mentale
en Ontario, que ce soit pour elles-mêmes, un membre de leur famille,
un partenaire ou un ami. Il s'adresse aussi aux fournisseurs de soins de
santé désireux d'aider les clients et leur famille à trouver et à utiliser
d'autres services.

Comment utiliser ce guide ?

Les types de service offerts varient en fonction de la situation de chacun.
Vous pourriez être à la recherche d'un thérapeute qui vous aiderait à
surmonter les DÉFIS que vous pose un problème mineur, ou à composer
avec un problème de santé mentale grave et persistant.

Vous trouverez dans ce guide de l'information sur les services de santé
mentale en Ontario qui vous aidera à prendre les bonnes DÉCISIONS.
Il offre également une brève description de quelques-uns des problèmes
de santé mentale les plus courants. Il vous offre des petits conseils pour
trouver le service dont vous avez besoin, mais aussi des numéros de
téléphone et des adresses de site Web qui vous permettront d'explorer
plus en détail un problème ou un traitement en particulier. Vous y
trouverez aussi des exemples de questions à poser aux fournisseurs
de soins de santé pour vous assurer que vous recevez les soins dont
vous avez besoin.

La disponibilité des services dépend de votre lieu de résidence et du type de services dont vous avez besoin. Par exemple, les personnes vivant dans des grandes villes auront accès à de nombreux services. Par contre, dans de plus petits centres urbains, les services seront plus limités, et peut-être inexistants dans les régions rurales. Ceci s'applique aussi aux services spécialisés selon l'âge, le sexe, l'orientation sexuelle, la race, la culture, l'ethnie, la religion, la capacité, le revenu ou l'éducation. Il vous faudra peut-être « magasiner » pour trouver les services qui répondent à vos désirs et à vos besoins. Si, par exemple, vous habitez trop loin des services dont vous avez besoin, il vous faudra peut-être avoir recours à d'autres services plus proches de chez vous, même s'ils ne sont pas spécialisés.

Certains chapitres de ce guide vous seront très utiles tandis que d'autres peuvent ne pas s'appliquer à votre cas ou au type d'aide que vous recherchez. Utilisez la table des matières pour déterminer les chapitres qui vous seront les plus utiles.

Si vous êtes fournisseur de soins de santé, *Défis et décisions* pourra servir de livre de référence à vos clients. N'hésitez pas à photocopier les chapitres qui pourraient leur être utiles. Le format de ce guide a été spécialement conçu pour cela. Laissez-en un exemplaire dans votre salle d'attente ; vos clients pourront alors le consulter et vous indiquer les chapitres dont ils aimeraient avoir une copie.

Nous savons que les gens ont des croyances différentes sur ce que sont les problèmes de santé mentale, et des idées différentes sur la façon de les aborder. Ce guide vous donnera un aperçu utile de l'aide qui est disponible. Mais, c'est à vous de prendre la décision finale sur les services qui vous conviennent.

Comme ce guide s'adresse à tous les Ontariens, nous y avons principalement regroupé les ressources disponibles dans l'ensemble de la province. Vous pouvez constituer votre propre liste de services disponibles dans votre région à l'Annexe D, une page blanche à la fin de ce guide.

À propos du vocabulaire

Dans le domaine de la santé mentale, il existe beaucoup de mots pour décrire la même chose. Cependant, ces mots ne reflètent pas toujours notre culture ou notre façon de percevoir un problème. Certaines cultures n'ont pas de mots pour définir les problèmes de santé mentale ; certains comportements sont perçus comme étant positifs dans une certaine culture, et problématiques dans une autre. Dans ce guide, nous employons les termes considérés généralement comme étant les plus respectueux.

Au lieu de dire qu'une personne souffre de maladie mentale, nous préférons parler d'une personne à la recherche de services pour un problème de santé mentale. Parfois, pour décrire différents types de problèmes de santé mentale, nous employons le mot « trouble », car c'est le terme qu'emploient les professionnels du domaine dans leurs diagnostics.

Lorsque nous parlons de personnes aux prises avec un problème de santé mentale particulier, nous les présentons comme des personnes atteintes de schizophrénie, et non comme des schizophrènes. Nous utilisons la tournure « personne atteinte de » ou « personne aux prises avec » parce que toute personne est avant tout un être humain et ne devrait pas être étiquetée ou identifiée par ses « défis ».

Parfois, nous appelons « clients » les personnes qui utilisent des services de santé mentale. Nous reconnaissons toutefois qu'il existe de nombreux autres termes pour les désigner — utilisateur, client, consommateur, survivant — et que les préférences varient d'une personne à une autre. (Dans le Chapitre 13, Connaître ses droits, nous utilisons « patient » parce que c'est le terme utilisé par la *Loi sur la santé mentale* de l'Ontario.)

Quand nous utilisons le terme « membre de la famille », nous parlons de quelqu'un dont un membre de la parenté, un conjoint, un partenaire ou un proche a un problème de santé mentale.

Nota : les termes de genre masculin utilisés pour désigner des personnes englobent à la fois les femmes et les hommes. L'usage exclusif du masculin ne vise qu'à alléger le texte.

Introduction

1

En Ontario, une personne sur cinq a un problème de santé mentale à un moment ou à un autre de sa vie. Seulement environ 30 p. 100 d'entre elles ont recours à une forme quelconque d'aide. Il y a plusieurs raisons à cela. Les gens ne se rendent pas compte qu'ils ont un problème ; ils ne savent pas quel type d'aide est disponible ; ou ils connaissent les services mais sont incapables d'y accéder pour diverses raisons telles que le coût, la langue ou le transport. Ou encore, ils ne savent pas se décider devant la vaste gamme de services offerts ou ils n'ont pas la possibilité d'y accéder. Dans certains cas, les services requis n'existent pas dans un périmètre proche.

D'autres personnes sont conscientes de leur problème mais ne cherchent pas d'aide à cause des préjugés et de la discrimination qui entourent les problèmes de santé mentale. Elles éprouvent de la honte et de l'embarras. Elles redoutent d'être l'objet de discrimination, d'être jugées, incomprises, voire rejetées. Lorsqu'ils sont victimes de discrimination, les gens ont d'autant plus de difficulté à demander de l'aide. Parfois, ils nient avoir un problème pour lequel ils pourraient être traités. Cette situation est bien dommage car *il existe* des services appropriés. Et, plus vous cherchez de l'aide rapidement, moins les risques de rechute ou d'aggravation du problème sont grands.

DS

1

DÉFI : Vous pouvez hésiter à obtenir de l'aide pour votre problème de santé mentale, de peur d'être l'objet de discrimination. Par exemple, vous pourriez craindre que quelqu'un vous refuse des services, vous rejette ou vous traite différemment en apprenant que vous avez un problème de santé mentale.

SUGGESTIONS : Les fournisseurs de soins de santé mentale ne doivent pas divulguer vos renseignements personnels ; attendez-vous à une confidentialité de leur part. Les lignes d'aide téléphoniques et les groupes d'entraide sont quelques-uns des services confidentiels disponibles.

Confiez-vous à quelqu'un en qui vous pouvez avoir confiance. Cette personne devrait comprendre votre situation et être prête à vous aider. Vous êtes libre de choisir la façon de parler de votre problème. Certains pensent que pour réduire la discrimination ou les préjugés envers les personnes ayant un problème de santé mentale, il est important de parler ouvertement des difficultés auxquelles se heurtent ces personnes. Mais, certaines personnes ont été l'objet de discrimination pour précisément avoir parlé ouvertement des défis auxquels elles ont à faire face.

Même si vous ne désirez pas alimenter les préjugés en dissimulant un problème de santé mentale, il est important de vous protéger. Par exemple, si vous vivez dans une petite ville, vous pourriez préférer consulter un organisme ou un hôpital spécialisé en santé mentale dans une autre ville.

Les problèmes de santé mentale sont courants. Donc, si vous êtes aux prises avec un tel problème, sachez que vous n'êtes pas le seul.

Vous pouvez vous sentir mieux et, même, vous rétablir complètement, mais cela peut prendre beaucoup de temps. Il est important de vous concentrer sur vos capacités et vos forces. Donnez-vous les moyens de guérir.

1

Il peut être déroutant, frustrant, terrifiant et difficile de trouver son chemin dans le système de soins de santé mentale. C'est pourquoi nous avons créé ce guide. Vous y trouverez l'essentiel sur les problèmes de santé mentale les plus courants, des renseignements sur les services disponibles — des traitements en établissement, jusqu'au soutien communautaire —, quelques renseignements sur les personnes qui dispensent les soins et un résumé des lois concernant la santé mentale pour que vous connaissiez vos droits et tiriez pleinement parti du système.

Les membres de la famille et les amis qui veulent vous aider mais ne savent pas comment le faire trouveront dans ce guide un aperçu des moyens d'accéder au système à votre place. Par la même occasion, ils apprendront comment prendre soin d'eux-mêmes.

Prenez votre situation en main en participant activement à votre traitement. Lorsque vous vous rendez chez un fournisseur de soins de santé ou à un organisme en particulier, c'est vous qui décidez si l'aide offerte est celle que vous voulez et dont vous avez besoin. Aidez les professionnels à mieux adapter votre traitement en mentionnant ce qui a réussi pour vous auparavant. Si vous n'êtes pas satisfait des services qui vous sont offerts, faites-le savoir. Vous pouvez aussi faire des suggestions d'amélioration des services, et même trouver des services ailleurs.

Q&R **QUESTION** : N'est-ce pas plus facile de régler mes problèmes par moi-même ?

RÉPONSE : Cela revient à dire que vous pouvez régler vous-même un problème cardiaque ou autre sans l'aide d'un médecin. Il est tout aussi justifié de demander de l'aide pour des problèmes de santé mentale que pour des problèmes d'ordre physique. Sans soutien ni traitement, les problèmes de santé mentale peuvent s'aggraver. Rechercher de l'aide est un signe de force, pas de faiblesse. Cela montre que vous être conscient du problème et que vous prenez la décision nécessaire pour le régler.

Savoir, c'est pouvoir

Vous savez que vous avez un problème, mais ne savez pas exactement ce qu'il est. L'identifier constitue la première étape pour le résoudre. La seconde étape sera de trouver le type de services qui correspond le mieux à vos besoins.

Commencez par recueillir le plus de renseignements possible sur vos symptômes et sur l'aide disponible. Plus vous en saurez, plus vos décisions seront éclairées, et plus vous serez en mesure de maîtriser la situation. N'oubliez pas qu'il vous faudra peut-être consulter plusieurs sources pour trouver l'information dont vous avez besoin.

Voici quelques sources d'information qui peuvent vous être utiles :

* votre entourage ;
* une bibliothèque publique ;
* le bottin téléphonique pour trouver un organisme ou une clinique de santé mentale que vous pouvez appeler (consultez à l'Annexe B la liste des organismes ontariens qui traitent les problèmes de santé mentale) ;
* une librairie, dans la section « santé/initiative personnelle » ;
* l'Internet : utilisez les mots clés tels que « santé mentale », « psychothérapie » ou « maladie mentale ». Cherchez aussi par type de problème, suivi de « services ». (N'oubliez pas que les informations recueillies sur l'Internet ne sont pas toutes fiables.) Vous trouverez une liste de sites Web recommandés dans l'Annexe B. (Si vous n'avez pas d'ordinateur chez vous, sachez que la plupart des bibliothèques publiques et des centres communautaires offrent l'accès à des ordinateurs et à l'Internet.)
* groupes ou séances d'éducation organisés par des groupes de soutien ou d'entraide, hôpitaux, organismes communautaires ou autres. Ceux-ci peuvent vous aider à reconnaître les problèmes de santé mentale et à apprendre à y faire face ou à mieux comprendre les questions qui s'y rattachent. Ils vous offrent aussi l'occasion d'exprimer ce que

vous ressentez, pour composer avec un nouveau diagnostic ou de nouvelles difficultés. Le fait de pouvoir parler ouvertement de la situation aide souvent à mieux composer avec elle et à décider du plan de traitement qui semble approprié.

Il faut savoir qu'en Amérique du Nord, le système de soins de santé mentale a tendance à s'appuyer sur ce qu'on appelle le « modèle médical » selon lequel un problème de santé mentale serait une maladie nécessitant des médicaments ou une psychothérapie. On utilise des médicaments pour modifier les processus biochimiques du cerveau qui seraient en partie responsables du problème de santé mentale.

On se dirige peu à peu vers un modèle de réadaptation psychosociale, fondé davantage sur la dimension communautaire. Ce modèle aide les gens aux prises avec un problème de santé mentale à acquérir ou à regagner les compétences dont ils ont besoin pour vivre en société et faire face à leurs difficultés. Ce modèle touche à de nombreux aspects tels que le logement, l'enseignement des compétences de base, l'emploi, le soutien social et l'autonomie fonctionnelle (p. ex., la cuisine, les courses, la gestion des finances, l'utilisation des transports en commun).

DÉFI : Des services ne sont pas offerts dans d'autres langues que l'anglais.

SUGGESTIONS : Demandez si l'organisme offre des services d'interprétation culturelle. Ou bien, faites-vous accompagner par une personne capable d'interpréter pour vous. Vérifiez s'il existe des brochures ou des lignes téléphoniques dans d'autres langues.

Vous pourriez aussi chercher un soutien spirituel auprès d'un membre de votre communauté, tel qu'un directeur spirituel parlant la même langue que vous et comprenant votre culture.

À propos de la santé mentale et des problèmes de santé mentale

2

Qu'est-ce que la santé mentale ?

La santé mentale se caractérise par un équilibre entre les diverses dimensions de la vie : physique, mentale, affective et spirituelle. C'est pouvoir apprécier la vie et faire face aux défis quotidiens, que ce soit en faisant des choix et en prenant des décisions, en s'adaptant et en faisant face à des situations difficiles ou en exprimant ses besoins et désirs.

Tout comme votre vie et les circonstances qui l'entourent, votre humeur, vos pensées et votre sentiment de bien-être changent. Il est important de finir par trouver un équilibre dans sa vie et de le maintenir dans toutes sortes de situations. Il est tout à fait naturel d'éprouver un certain déséquilibre : par exemple un élan de tristesse, d'inquiétude, de peur ou de suspicion. Mais, ces sentiments peuvent devenir problématiques s'ils se manifestent au quotidien et durent pendant longtemps.

Qu'est-ce qui contribue aux problèmes de santé mentale ?

Il existe de nombreuses interprétations de l'origine des problèmes de santé mentale. Des études scientifiques suggèrent que beaucoup de problèmes de santé mentale graves sont causés par des déséquilibres biochimiques dans le cerveau. Les professionnels pensent aussi que divers facteurs psychologiques, sociaux et environnementaux agissent sur le bien-être. De plus, la santé mentale est influencée par les différentes dimensions de la vie — physique, mentale, affective et spirituelle. Le stress peut jouer sur notre façon de les aborder et peut rendre des activités quotidiennes plus difficiles. Vous pourriez éprouver de la difficulté à surmonter la situation parce que vous ne disposez pas de nouvelles compétences ou informations qui pourraient vous aider.

Vous pourriez vous heurter à des difficultés telles que :

- divorce ;
- décès d'une personne proche ;
- accident de voiture ;
- problème de santé physique ;
- avoir grandi dans un pays déchiré par la guerre, avoir quitté son pays natal ou devoir s'adapter à un autre pays (ce qui signifie souvent devoir faire face à l'immigration et à un rétablissement) ;
- racisme ou préjugés (pour : orientation sexuelle, âge, religion, culture, classe sociale, etc.) ;
- faible revenu ou itinérance ;
- inégalité d'accès à l'éducation, au travail ou aux soins de santé ;
- antécédents familiaux de problèmes de santé mentale ;
- violence, abus ou autres traumatismes.

Votre santé mentale peut aussi dépendre de l'amour, du soutien et de l'acceptation que vous démontrent votre famille et d'autres personnes.

Il est important de savoir que les différentes cultures ne perçoivent pas la santé mentale de la même façon. Par exemple, dans certains pays, les gens atteints de schizophrénie sont considérés comme ayant des facultés intuitives et des pouvoirs spéciaux.

La consommation d'alcool et d'autres drogues n'entraîne habituellement pas de problèmes de santé mentale. Cependant, on peut y avoir souvent recours pour composer avec une situation ; et cette consommation peut aggraver le problème de santé mentale.

2

Vous et votre fournisseur de soins de santé devez travailler ensemble pour cerner le problème, en déterminer l'origine ou les facteurs y ayant contribué, et pour déterminer la meilleure façon de vous aider. Quelle qu'en soit la cause, vous n'avez pas à vous sentir responsable de votre problème de santé mentale. Personne ne choisit d'avoir un problème.

Types de problèmes de santé mentale

Les problèmes de santé mentale se manifestent souvent sous différentes formes et à différentes étapes de la vie.

Certaines personnes se sentent déprimées, d'autres sont anxieuses et préoccupées. À l'école, un enfant peut avoir une mauvaise conduite ou bien se renfermer sur lui-même. Certaines personnes mangent peu tandis que d'autres mangent à l'excès. D'autres se tournent vers l'alcool ou d'autres drogues pour oublier leur chagrin. Il y en a qui perdent même le contact avec la réalité. Elles entendent par exemple des voix, voient des choses qui n'existent pas ou croient en des choses qui sont fausses. Certaines ont des pensées suicidaires — qu'elles mettent parfois à exécution. D'autres ressentent de la colère ou de l'agressivité. Il y aussi des personnes qui ont été traumatisées par un événement, comme un grave accident de voiture, ou par un problème qui s'est perpétué pendant plusieurs années, par exemple, un enfant qui a été victime d'abus pendant des années. Beaucoup de gens vivent plusieurs de ces problèmes à la fois.

Nous avons pensé pendant de nombreuses années que les problèmes de santé mentale ne cesseraient jamais de réapparaître ou ne disparaîtraient jamais. Nous savons maintenant que beaucoup de personnes se remettent complètement. Bon nombre d'entre elles ayant un problème de santé mentale se rétablissent grâce à leur force intérieure et à leur ressort, au soutien de leur famille et de leurs amis, à la psychothérapie, aux techniques de réduction de stress et, peut-être aussi, grâce aux médicaments.

Certaines personnes se sentent rassurées en apprenant que le docteur a identifié leur problème. Elles sont satisfaites de recevoir un diagnostic fournissant une explication à leur problème et des suggestions sur la manière de le traiter. Mais d'autres préfèreraient ne pas connaître ce diagnostic. Elles se voient placées dans une catégorie qui ne reflète pas leur situation. Ou encore, elles peuvent penser que leur problème est davantage causé par des circonstances difficiles que par une maladie.

En réalité, il y a certaines personnes qui reçoivent un diagnostic erroné et un traitement inapproprié. Parfois, ce diagnostic change tellement souvent au cours des années qu'elles perdent confiance dans le système. D'autres, cependant, trouvent qu'un diagnostic exact les aide à choisir le bon traitement et permet les meilleurs soins.

Voici quelques-uns des diagnostics les plus courants :

Troubles anxieux : il s'agirait du problème de santé mentale le plus courant en Amérique du Nord, particulièrement chez les personnes déprimées. En fait, pas moins des deux tiers de la population atteints de dépression ont aussi d'importants symptômes d'anxiété. Nous éprouvons tous parfois un peu d'angoisse, mais l'anxiété signale une inquiétude excessive et difficile à maîtriser. Les personnes qui ont des troubles anxieux se sentent agitées, tendues et à bout de nerfs. Elles se fatiguent vite ou se sentent vidées mentalement. Elles peuvent aussi être irritables et éprouver de la tension musculaire et de la difficulté à se concentrer et à dormir.

Les principaux types de troubles anxieux sont le trouble panique, le trouble obsessionnel-compulsif, le syndrome de stress post-traumatique, le trouble d'anxiété généralisée et les phobies sociales ou particulières.

Pour de plus amples renseignements sur les troubles anxieux, communiquez avec la Anxiety Disorders Association of Ontario, en appelant le
(613) 729-6761 à Ottawa, ou, sans frais, le 1 877 308-3843 (personnel
anglophone seulement). Ou consultez son site Web, www.anxietyontario.com
(version française en construction) ou le site national, www.anxietycanada.ca.
Pour de plus amples renseignements sur le trouble obsessionnel-compulsif,
appelez le Ontario Obsessive Compulsive Disorder Network, au 416 410-4772,
à Toronto. Ou consultez son site Web, www.oocdn.org (en anglais seulement).

Trouble d'hyperactivité avec déficit de l'attention (THADA) : c'est
l'une des principales causes pour lesquelles les enfants sont orientés vers
les services de santé mentale. Ce trouble affecte le champ de l'attention
de l'enfant et sa faculté de concentration. Il influe aussi sur son degré
d'impulsivité et d'activité. On ne doit toutefois pas confondre une grande
énergie, normale chez la pupart des enfants, avec les symptômes du
THADA. Les enfants atteints de ce trouble sont beaucoup plus actifs,
distraits, obstinés et impulsifs que les autres. De plus, les symptômes
du THADA persistent avec le temps.

Une étude ontarienne a avancé qu'entre cinq et neuf pour cent des enfants
d'âge scolaire sont atteints du THADA. Ce trouble est de trois à quatre
fois plus courant chez les garçons que chez les filles. Les symptômes
seront toujours présents à l'adolescence chez environ deux tiers des
enfants qui en sont atteints.

Le THADA est moins fréquent chez les adultes. Ceux qui en sont atteints
ont tendance à être facilement distraits (p. ex., blasés, étourdis, anxieux).
Ils peuvent aussi se sentir déprimés, avoir une faible estime d'eux-mêmes,
être d'humeur changeante et éprouver des difficultés au travail ou dans
d'autres activités.

Trouble bipolaire : connu auparavant sous le nom de psychose maniaco-
dépressive. Il se caractérise par des sautes d'humeur extrêmes qui n'ont
peut-être rien à voir avec ce que vit la personne. Les personnes atteintes
de trouble bipolaire passent typiquement d'un état de profonde dépression

à une grande euphorie au cours de laquelle elles peuvent se livrer à des activités risquées ou inhabituelles, intensifier leurs activités sexuelles et avoir des démêlés avec la justice. Elles peuvent aussi se sentir invincibles ou toutes puissantes, avoir des pensées qui défilent ou d'autres symptômes. Il est aussi fort possible que ces personnes se sentent tout à fait « normales » et se comportent parfois très bien. La durée et la fréquence de ces épisodes varient en fonction de l'individu.

On ressent souvent les premiers signes de ce trouble durant l'adolescence ou au début de la vingtaine. Il peut commencer par un épisode dépressif qui pourra rester sans suite pendant plusieurs années. Les symptômes peuvent se manifester chez la femme enceinte, ou peu après l'accouchement. Dans l'ensemble, hommes et femmes sont également touchés.

> Pour de plus amples renseignements, communiquez avec la Mood Disorders Association of Ontario (MDAO), en appelant le 416 486-8046 à Toronto ou, sans frais, le 1 888 486-8236. Ou consultez son site Web, www.mooddisorders.on.ca (en anglais seulement).

Troubles des conduites : ils se traduisent par des difficultés d'ordre comportemental et affectif. Les enfants et les jeunes qui ont des troubles des conduites éprouvent de la difficulté à se plier à des règlements et à se comporter convenablement en société. Ils peuvent provoquer des pertes ou des dégâts matériels, voler, mentir, enfreindre gravement des lois et se montrer violent envers des personnes ou des animaux. Ce trouble est le plus couramment diagnostiqué pendant l'enfance, mais il peut se manifester à n'importe quel âge.

> Pour de plus amples renseignements, consultez la section qui traite des troubles des conduites sur le site Web de la American Academy of Child & Adolescent Psychiatry, www.aacap.org/publications/infofami/conduct.htm.

Dépression : c'est bien plus qu'être malheureux. Quelqu'un de déprimé se sent anormalement triste et désespéré, continuellement pendant plus de deux semaines. La dépression peut affecter le rendement au travail et à l'école, les relations, le sommeil, le niveau d'énergie, l'appétit, la concentration, la mémoire et le désir sexuel. La personne éprouve moins d'intérêt ou de plaisir dans la vie, se sent irritable, bonne à rien, coupable et, dans certains cas, peut songer à se suicider.

2

Les diagnostics de dépression chez les femmes sont deux fois plus nombreux que chez les hommes. De nombreuses théories viennent appuyer cette constatation. L'une d'entre elles avance que les femmes font appel aux services de soins de santé plus souvent que ne le font les hommes. Les changements dans la vie et les hormones peuvent aussi jouer un rôle : les femmes sont davantage sujettes à la dépression après la puberté, pendant leurs menstruations et à la suite d'une grossesse. Une autre théorie suggère que les femmes manquent de pouvoir et de maîtrise sur leur vie et qu'elles sont plus vulnérables aux mauvais traitements.

Si la dépression est plus fréquente chez les femmes, de plus en plus d'hommes recherchent aussi un traitement. Certains hommes consomment de l'alcool et d'autres drogues pour composer avec la dépression et pour tenter de faire disparaître leurs sentiments dépressifs.

D'autres facteurs tels que les préjugés, la discrimination, la marginalisation ou l'exclusion peuvent contribuer à la dépression. Cela peut signifier se faire refuser ses droits, ne pas être reconnu ou apprécié, ne pas être autorisé à participer à des activités qui, pour vous, sont importantes. Les gens de couleur, personnes âgées, lesbiennes, homosexuels, bisexuels et transgenderistes sont souvent victimes de discrimination. Les personnes ayant vécu de terribles pertes peuvent aussi être plus vulnérables à la dépression.

Pour de plus amples renseignements, communiquez avec la Mood Disorders Association of Ontario (MDAO), en appelant le 416 486-8046

2

(à Toronto) ou, sans frais, le 1 888 486-8236. Ou consultez son site Web, www.mooddisorders.on.ca (en anglais seulement).

Troubles de l'alimentation : ils se traduisent par une variété d'états provoqués par une obsession envers la nourriture, le poids et l'apparence, qui affecte la santé, les relations et le quotidien. Les deux principaux types de troubles de l'alimentation sont l'anorexie et la boulimie.

Les personnes atteintes d'anorexie sont en proie à une crainte intense et irrationnelle de prendre du poids et d'être grosses. Elles sont obsédées par la minceur. Elles peuvent se voir grosses, même si leur poids est bien inférieur à la moyenne par rapport à leur taille et leur âge.

Les personnes atteintes de boulimie alternent les phases d'alimentation excessive et de purges. L'alimentation excessive consiste à avaler rapidement d'énormes quantités de nourriture, ce qui rend la personne physiquement malade et provoque chez elle la crainte de prendre du poids. Elle passe alors à la purge, qui peut se faire par vomissements, privation de nourriture, excès d'exercice ou utilisation de laxatifs ou de diurétiques.

Environ 90 p. 100 des personnes ayant un diagnostic de troubles de l'alimentation sont des jeunes filles et des femmes. Cependant, de nos jours, ce diagnostic commence à être posé plus souvent parmi les garçons. Ces troubles se manifestent habituellement pendant l'adolescence.

Pour de plus amples renseignements, communiquez avec le National Eating Disorder Information Centre, en appelant le 416 340-4156 à Toronto ou, sans frais, le 1 866 633-4220. Ou consultez son site Web, www.nedic.ca (en anglais seulement).

Trouble de la personnalité : les personnes atteintes de ce trouble ne se comportent pas et ne communiquent pas comme on s'attendrait à ce qu'elles le fassent dans la société qui les entoure. Elles ont parfois des problèmes d'image d'elles-mêmes ou de leurs relations avec les autres. Elles peuvent avoir une vision différente d'elles-mêmes, des autres et du monde. Elles ont un mode de pensée, de perception et d'action rigide qui les empêche de s'adapter facilement aux changements et au stress, inévitables dans la vie quotidienne.

2

Un trouble de la personnalité peut se manifester différemment d'une personne à l'autre, mais dans chaque cas la personne doit composer avec une sensation de malaise avec soi-même et autrui. Le trouble de la personnalité apparaît à l'adolescence et au début de l'âge adulte. Certains troubles de la personnalité peuvent découler de traumatismes sexuels ou physiques vécus pendant l'enfance.

Schizophrénie : elle touche tous les aspects fonctionnels d'une personne — comment cette personne se sent, pense, agit et communique avec les autres. Les personnes atteintes de schizophrénie ont souvent de la difficulté à distinguer la réalité de l'imaginaire. Par exemple, elles voient ou entendent des choses qui n'existent pas. Elles peuvent avoir aussi de la difficulté à accomplir des tâches quotidiennes telles que faire leur toilette, s'habiller et se préparer des repas.

La schizophrénie affecte autant les hommes que les femmes. Cependant, les hommes ont tendance à vivre leur premier épisode schizophrène à la fin de l'adolescence ou au début de la vingtaine, alors que chez les femmes, il se manifeste quelques années plus tard.

> Pour de plus amples renseignements, communiquez avec la Société canadienne de schizophrénie, en appelant le (905) 415-2007 à Toronto ou, sans frais, le 1 888 SSC-HOPE (772-4673). Ou consultez son site Web, www.schizophrenia.ca/french.html. Vous pouvez aussi communiquer avec la Schizophrenia Society of Ontario, en appelant le 416 449-6830 à Toronto ou, sans frais, le 1 800 449-6367. Ou consultez son site Web, www.schizophrenia.on.ca (en anglais seulement).

Troubles liés à l'abus d'alcool ou d'autres drogues : ils vont de la consommation abusive de drogues telles que l'alcool, les médicaments ou les drogues illégales à la dépendance à ces substances. La plupart des personnes qui consomment des drogues ne développent ni un problème, ni une dépendance. Mais les personnes aux prises avec une toxicomanie présentent aussi un risque élevé de problème de santé mentale. Par exemple, les personnes atteintes de troubles anxieux, de dépression ou de troubles des conduites, ou celles ayant été victimes de mauvais traitements pendant leur enfance, peuvent consommer de l'alcool ou d'autres drogues pour composer plus facilement avec leur vie (p. ex., pour se clamer et diminuer leurs inquiétudes) et développer ainsi une dépendance à ces drogues. Parfois, la drogue masque un problème de santé mentale, qui demeure alors non traité.

Certaines drogues, telles que l'alcool, les sédatifs (qui aident à dormir et à se détendre), les stimulants (qui procurent une sensation d'énergie) et la marijuana, peuvent entraîner une dépression, de l'anxiété ou une psychose (p. ex., schizophrénie, trouble bipolaire). Ces troubles disparaissent souvent lorsque la personne arrête de consommer ces drogues.

Une personne qui a, à la fois, une toxicomanie et un problème de santé mentale, est atteinte de « troubles concomitants ». Tout comme un problème de santé mentale, une toxicomanie affecte la pensée, le comportement et les relations interpersonnelles, mais aussi l'intérêt porté à l'école ou au travail et le rendement qui en résulte.

> Vous pouvez télécharger la description de ces problèmes de santé mentale en consultant le site Web de la division ontarienne de l'Association canadienne pour la santé mentale (ACSM), www.ontario.cmha.ca , et le site Web du National Institute of Mental Health, www.nimh.nih.gov (en anglais seulement).

À propos de la santé mentale et des problèmes de santé mentale

Pour obtenir une description plus détaillée de ces problèmes de santé mentale et des renseignements sur ceux qui ne sont pas énumérés dans le présent document, appelez la ligne d'information du Centre de toxicomanie et de santé mentale (CTSM), en service 24 heures sur 24, au 416 595-6111 à Toronto ou, sans frais, au 1 800 463-6273.

Vous pouvez recevoir à peu de frais des livrets sur le trouble obsessionnel-compulsif (type de trouble anxieux), la dépression, le trouble bipolaire et la schizophrénie, en appelant le Service du marketing et des ventes du CTSM, au 416 595-6059 à Toronto ou, sans frais, au 1 800 661-1111.

Pour obtenir de l'information récente sur les services de traitement de la toxicomanie dans la province, communiquez avec Drogue et alcool — Répertoire des traitements (DART), en appelant, sans frais, le 1 800 565-8603. Ou consultez son site Web, www.dart.on.ca (version française en construction).

Subir une évaluation

3

Vous pouvez parler d'un problème de santé mentale à un collègue, à un ami ou à un directeur spirituel, sans recourir formellement au système de soins de santé mentale. Mais, si vous voulez faire appel aux services du système, vous devrez subir une évaluation. Celle-ci permettra de déterminer les types de problèmes que vous avez et les types de services dont vous pensez avoir besoin.

Omnipraticiens, psychiatres et psychologues sont les seuls fournisseurs de soins de santé qui peuvent établir un diagnostic formel. Ces professionnels doivent fournir des explications sur le diagnostic, le type de traitement proposé et les raisons qui motivent la décision. (S'ils ne le font pas, demandez-leur leur opinion avant de quitter leur cabinet.)

D'autres professionnels de la santé, tels que les infirmières et les travailleurs sociaux, peuvent également évaluer vote situation mais ne peuvent pas établir de diagnostic.

QR QUESTION : Dois-je recevoir un diagnostic pour obtenir un traitement ?

RÉPONSE : Vous n'avez pas nécessairement besoin de recevoir un diagnostic pour obtenir un traitement. Cependant, un examen approfondi et un diagnostic aident à mieux déterminer le traitement. En disposant de cette information, il sera plus facile, par exemple, de choisir le médicament ou le type de thérapie qui sera le plus approprié.

Cependant, le diagnostic peut changer ou être interprété différemment selon le médecin qui procède à l'évaluation. Certains troubles sont difficiles à diagnostiquer et, parfois, le seul moyen pour le faire consiste à observer avec le temps l'évolution du trouble avec lequel vous composer.

Une évaluation comprend habituellement une conversation avec votre fournisseur de soins de santé. Parfois, on vous demandera de remplir un questionnaire.

3

Au cours d'une évaluation, il est fort possible que le dialogue aborde, entre autres :

- la raison pour laquelle vous désirez de l'aide, le type d'aide que vous recherchez et ce qui vous a déjà aidé auparavant ;
- votre condition physique actuelle ;
- les problèmes que vous avez et depuis quand vous les avez ;
- le stress récent, résultant par exemple d'un changement soudain ou d'une perte (décès, emploi) ;
- le fait d'avoir été témoin ou victime de violence (agression physique ou sexuelle, guerre), même s'il y a des années de cela ;
- des antécédents familiaux de problèmes de santé mentale ;
- votre vie en général : comment vous vous sentez, ce que vous pensez, comment vous dormez, si vous faites de l'exercice, si vous avez une vie sociale, si vous êtes productif à l'école ou au travail, et l'état de vos relations avec vos amis et votre famille ;
- votre arrivée au Canada au cours des dernières années et le pays en guerre que avez quitté ;
- les médicaments que vous prenez actuellement, si c'est le cas ;
- et d'autres sujets dont vous aimeriez discuter.

Une évaluation peut donner différents résultats. Vous pourriez tout simplement décider que vous avez besoin de soutien supplémentaire seulement pendant les périodes de stress, ou que vous avez besoin de trouver un logement abordable ou un emploi valorisant et bien rémunéré. La personne qui a procédé à l'examen peut également vous recommander de consulter un thérapeute, de prendre des médicaments ou de faire appel à d'autres services.

Où subir l'évaluation ?

MÉDECINS DE FAMILLE OU OMNIPRATICIENS

Les médecins de famille (ou encore omnipraticiens ou médecins généralistes) sont souvent les premiers professionnels auxquels les gens dévoilent un problème de santé mentale. En fait, les médecins de famille consacrent jusqu'à la moitié de leur temps à cerner et à traiter les problèmes de santé mentale. Ils sont capables d'évaluer votre condition physique et d'éliminer les problèmes qui pourraient contribuer aux changements dans votre humeur, vos pensées ou votre comportement. Ils vous poseront des questions sur les symptômes et le type de stress avec lesquels vous composez.

Parfois, ces médecins peuvent procéder à une évaluation psychiatrique complète, tout particulièrement dans les cas de troubles courants tels que la dépression ou l'anxiété. En d'autres occasions, ils vous suggèreront de consulter un psychiatre, car ce dernier est spécialisé dans le dépistage et le traitement des problèmes de santé mentale.

ORGANISMES COMMUNAUTAIRES

Vous pouvez aussi subir une évaluation dans un organisme communautaire. Le type d'évaluation dépendra du fournisseur de soins de santé qui s'occupera de vous. Il pourra être un médecin, un psychologue, un travailleur social ou une infirmière. Dans les villes plus petites et les régions rurales, ce sera plutôt un travailleur communautaire en santé mentale. Il vous orientera vers les services offerts par l'organisme, qui correspondront à de vos besoins.

Les travailleurs sociaux et les travailleurs communautaires en santé mentale se concentrent principalement sur les facteurs sociaux qui peuvent affecter votre santé mentale (p. ex., pauvreté, situation familiale, emploi, réseaux de soutien, violence dans votre vie). Ils déterminent aussi le type d'aide dont vous avez besoin pour vous adapter et mieux vivre en société. Si vous avez un problème de santé mentale grave, il faudra sans doute l'aide d'un professionnel médical tel qu'un médecin de famille ou un psychiatre. Ce professionnel déterminera vos besoins en matière de médicaments et de soins médicaux.

3

PSYCHIATRES

Même si vous pensez avoir déterminé votre trouble après en avoir lu ou entendu une description, il serait bon de vous faire évaluer par un psychiatre. Les médecins de famille disposent souvent d'une liste de psychiatres auxquels ils peuvent vous recommander. (Les psychiatres ont presque toujours besoin de la recommandation d'un médecin pour vous donner rendez-vous.) Il vous faudra peut-être attendre environ deux à trois mois avant d'obtenir un rendez-vous chez un psychiatre. *(Pour trouver un psychiatre ou un médecin, voir Médecins de famille ou omnipraticiens, p. 34.)*

QR

QUESTION : Je ne suis pas d'accord avec le diagnostic de mon psychiatre. Que devrais-je faire ?

RÉPONSE : En cas de désaccord, vous devriez demander à votre médecin de famille de vous recommander à un autre psychiatre pour obtenir un autre avis. Souvent, les gens n'osent pas demander un autre avis parce qu'ils ne veulent pas vexer leur médecin. En réalité, la plupart des médecins sont favorables à l'idée que leur client demande un autre avis, et peuvent leur suggérer eux-mêmes cette idée.

N'oubliez pas qu'il s'agit de votre santé. Vous avez le droit de demander un autre avis.

Pour de plus amples renseignements sur des types de troubles en particulier, consultez le site Web de la division ontarienne de l'Association canadienne pour la santé mentale (ACSM), www.ontario.cmha.ca (en anglais seulement).

SERVICES D'URGENCE DES HÔPITAUX

Si vous êtes en état de crise ou que vous ne pouvez pas attendre un rendez-vous, allez au service d'urgence de l'hôpital le plus proche. Prévoyez une longue attente ! Vous pourriez demander à quelqu'un de vous accompagner et de veiller à vos intérêts.

C'est une infirmière qui vous recevra d'abord. Si elle juge que votre sécurité est en danger, elle vous fera alors examiner par le médecin de la salle d'urgence qui, selon les résultats de son évaluation, prendra l'une des décisions suivantes :

1. il vous laissera repartir ;
2. il vous orientera vers un spécialiste de la santé mentale ;
3. il vous fera hospitaliser.

Si vous ne nécessitez pas de soins médicaux immédiats, un travailleur à l'intervention d'urgence pourrait vous faire subir une évaluation plus approfondie. Il s'agit souvent d'une infirmière ou d'un travailleur social. Si cette personne vous juge capable de quitter l'hôpital en toute sécurité, elle vous orientera vers des services de consultations externes ou d'intervention en cas d'urgence. Il se peut que le travailleur social vous demande de revenir quelques jours plus tard pour voir comment vous allez.

DS **DÉFI :** Il y a peu de services de santé mentale, voire aucun, dans ma collectivité.

SUGGESTIONS : Dans ce cas, votre médecin de famille vous orientera probablement vers un hôpital ou un centre de santé local. Si ces derniers n'ont pas de psychiatre de service, vous pourriez voir un psychiatre itinérant (qui se rend d'hôpital en hôpital).

La vidéoconférence offre un autre moyen de subir une évaluation. Elle vous permet de profiter à distance de l'expérience d'un spécialiste, sans que, ni vous ni lui, n'ayez à vous déplacer.

Si vous n'avez pas de médecin de famille, vous pouvez vous rendre au service d'urgence de l'hôpital le plus proche.

3

À propos de la thérapie

4

Prendre la meilleure décision dépend d'un certain nombre de facteurs tels que :

- le type de problème de santé mentale que vous avez ;
- la gravité du problème et la durée pendant laquelle vous allez avoir besoin d'aide ;
- vos connaissances sur la façon d'améliorer votre état d'esprit ;
- la disponibilité des services dans votre secteur et votre capacité de déplacement (p. ex., le coût ou la durée du trajet) s'il n'y a pas de service à proximité ;
- vos valeurs et croyances spirituelles ;
- le respect de votre thérapeute à l'égard de vos caractéristiques personnelles (âge, sexe, orientation sexuelle, religion, race, origine culturelle et ethnique, compétences, revenus…) et sa capacité de répondre à vos besoins ;
- le type de traitement avec lequel vous vous sentez le plus à l'aise ;
- la langue que vous parlez et la capacité du thérapeute à communiquer et à travailler avec vous ;
- les moyens financiers dont vous disposez pour assumer les frais de la thérapie.

Un seul type de traitement ou de thérapeute ne suffit pas toujours à combler tous vos besoins. Par exemple, vous pourriez rendre visite à un directeur spirituel pour parler des difficultés que vous éprouvez, consulter un psychiatre pour vous faire prescrire des médicaments, suivre des cours de yoga ou faire de l'exercice pour favoriser votre détente et consulter un nutritionniste pour découvrir comment votre alimentation peut jouer sur votre humeur et vos pensées. Ou encore, vous pourriez trouver utile de parler à votre médecin de famille ou à un ami.

Les gens consultent des psychothérapeutes pour discuter des problèmes qu'ils ont décelés. La thérapie peut se dérouler en tête-à-tête, en couple, en famille ou en groupe. Des recherches scientifiques ont prouvé l'effi-cacité de la médication et de la psychothérapie, seules ou jumelées, pour le traitement des problèmes de santé mentale.

4

QR **QUESTION** : Comment savoir si un problème est assez grave pour néces-siter de l'aide professionnelle ?

RÉPONSE : Cela dépend de chacun. En général, les gens recherchent de l'aide professionnelle quand leur problème perturbe leur vie (p. ex., rela-tions, travail, école), leur capacité de fonctionner et leur joie de vivre.

Choisir un thérapeute

Les psychothérapeutes sont des professionnels des problèmes de santé mentale qui utilisent la conversation ou le counseling pour aider les gens avec, par exemple, leur estime de soi, un changement de croyance ou de mode de pensée, la communication et les capacités relationnelles, ainsi que la résolution de problèmes difficiles remontant dans le passé. En général, les gens consultent un psychothérapeute quand leurs pro-blèmes affectent leur vie quotidienne. Ces problèmes peuvent avoir des répercussions sur leur travail professionnel ou scolaire, leurs relations et leur joie de vivre. Un psychothérapeute peut vous offrir du soutien et vous aider à mieux comprendre vos problèmes et à vous montrer de nouvelles façons de les aborder.

Si vous cherchez un thérapeute, vous pouvez vous adresser à :

- votre médecin de famille ;
- une infirmière ;
- un travailleur communautaire en santé mentale ;
- un travailleur social ou un service de consultations externes en psychiatrie d'un hôpital ;
- un programme d'aide aux familles ou aux employés à votre travail ;
- un directeur ou organisme spirituel ou religieux ;
- un centre d'information communautaire ;
- un organisme de services sociaux (p. ex., une association pour la santé mentale) ;
- un groupe d'entraide.

4

La meilleure façon de trouver un thérapeute consiste souvent à obtenir son nom d'un ami, parent ou fournisseur de soins de santé en qui vous avez confiance. Essayez d'obtenir plusieurs noms à la fois et, si nécessaire, inscrivez votre nom sur plusieurs listes d'attente.

QR

QUESTION : Comment un thérapeute peut-il m'aider à composer avec mes problèmes ? Ne me suffit-il pas de parler avec un ami en qui j'ai déjà confiance ?

RÉPONSE : Dans certains cas, parler à un ami qui vous écoute et qui vous aide peut suffire. Cependant, si le problème persiste, parler avec une personne que vous ne connaissez pas peut vous offrir un point de vue neutre et fiable. Les thérapeutes ont l'avantage d'avoir été formés pour parler aux gens de différentes façons qui ont fait leurs preuves.

Interroger le thérapeute

N'hésitez pas à poser des questions aux thérapeutes pour vérifier si vous aimez leur style et leur démarche. Voici quelques exemples de questions :

- Quelle est votre formation scolaire et professionnelle ?
- Depuis combien d'années exercez-vous votre métier de thérapeute ?
- Avez-vous une formation particulière pour traiter mon cas (p. ex., traumatisme, divorce, violence sexuelle pendant l'enfance) ?
- Quelle démarche thérapeutique proposez-vous dans mon cas ?
- Êtes-vous membre d'une association ou d'un ordre professionnel ?

Vous pourriez envisager de choisir un thérapeute de même sexe, orientation sexuelle ou origine ethnique que vous. Il pourrait aussi être sensible à certains facteurs — race, culture, âge — qui, à vos yeux, sont tout aussi importants dans votre façon de vous définir et de percevoir le monde. N'hésitez pas non plus à demander combien de séances donnera le thérapeute et combien va coûter la thérapie. (*Voir Coût de la thérapie, p. 37*).

QUESTION : Que faire si je ne me sens pas à l'aise avec mon thérapeute ou avec le déroulement de la thérapie ?

RÉPONSE : Une relation de confiance entre vous et le thérapeute est le secret d'une thérapie réussie. Si vous vous sentez mal à l'aise, c'est que vos personnalités ne sont probablement pas compatibles ou que la thérapie proposée ne vous convient pas. Cependant, il est possible que votre malaise soit lié au fait de parler ouvertement d'un problème difficile ou à l'anxiété de discuter avec un étranger.

Pour cerner l'origine du malaise, il est important d'en parler avec votre thérapeute. Si vous avez déjà suivi une thérapie, parlez-lui aussi de ce qui a réussi ou échoué avec les autres thérapeutes. Cela permettra à votre thérapeute de connaître vos attentes et de savoir ce que vous attendez de la thérapie et de déterminer s'il est en mesure d'y répondre.

Ne continuez pas votre thérapie si elle ne marche pas. Vous pouvez congédier votre thérapeute ! Mais, si vous le faites, assurez-vous que quelqu'un d'autre va pouvoir s'occuper de vous. Votre thérapeute peut vous recommander à un autre thérapeute. *(suite...)*

> *Nota : Il n'est pas convenable qu'un thérapeute vous rencontre en dehors du cadre de votre thérapie, qu'il devienne votre ami ou que vous finissiez par offrir une thérapie à votre thérapeute ! Le thérapeute ne doit absolument PAS se livrer à des commentaires ou comportements d'ordre sexuel. Si vous avez quelque doute que ce soit à l'égard de votre thérapeute, communiquez avec l'ordre ou l'organisme dont il est membre et expliquez la situation.*

Il existe de nombreux types de thérapeutes dont l'expérience et la spécialisation varient en fonction de leur formation. Voici quelques-uns des types de thérapeutes les plus courants.

4

Types de thérapeutes

MÉDECINS DE FAMILLE OU OMNIPRATICIENS

Les médecins de famille (ou encore omnipraticiens ou médecins généralistes) sont souvent les premiers professionnels de la santé auxquels les gens s'adressent, en cas de problème de santé mentale. Ils peuvent prescrire des médicaments, parler brièvement avec vous de vos problèmes et vous recommander à un spécialiste de la santé mentale. Certains omnipraticiens consacrent toute leur pratique à la psychothérapie.

Les omnipraticiens reçoivent peu de formation psychothérapique au cours de leurs études de médecine générale. C'est pourquoi il est important de leur demander s'ils ont suivi une formation complémentaire en psychothérapie en sortant de la faculté de médecine. Une thérapie dispensée par un omnipraticien est couverte par l'Assurance-santé de l'Ontario. Les médecins qui ont le titre de « omnipraticiens psycho-thérapeutes » ont un intérêt particulier pour la psychothérapie. Ils n'ont toutefois pas besoin de suivre une formation complémentaire pour adhérer à la GP Psychotherapy Association, leur organisme professionnel.

Pour trouver un médecin de famille dans votre région, contactez le service Find a Doctor auprès de l'Ordre des médecins et chirurgiens de l'Ontario, en appelant le 416 967-2626 à Toronto ou, sans frais, le 1 800 268-7096. Ou consultez son site Web, www.cpso.on.ca (en anglais seulement).

Pour obtenir une recommandation auprès d'un omnipraticien psycho-thérapeute, appelez la G P Psychotherapy Association, au 416 410-6644, à Toronto.

4 PSYCHIATRES

Les psychiatres possèdent un diplôme universitaire en médecine et une formation de cinq ans en psychiatrie. Ils sont médecins et donc autorisés à prescrire des médicaments et à pratiquer la psychothérapie. Leurs services sont couverts par l'Assurance-santé de l'Ontario. En tant que médecins, ils pourront mieux établir un lien entre les troubles psychiatriques et ceux d'ordre physique. Certains clients trouvent que les psychiatres ont tendance à concentrer davantage leurs efforts sur la médication que sur la thérapie. Cela peut s'expliquer par leur formation médicale. Cependant, certains psychiatres portent une attention parti-culière à la psychothérapie dans l'exercice de leur profession.

Il est souvent très difficile de trouver un psychiatre qui puisse vous donner un rendez-vous rapidement, en particulier si vous n'habitez pas une grande ville. En fait, dans certaines des collectivités ne disposant que de peu de services, il n'y a parfois pas de psychiatres parmi le person-nel de l'hôpital le plus proche. Ces hôpitaux, en revanche, comptent sur les visites des psychiatres venus des grandes villes ou sur les systèmes de vidéoconférence, qui permettent de faire des évaluations et d'assurer le suivi des clients à distance.

Si aucun psychiatre n'est disponible, des internes (médecins psychiatres en formation) peuvent vous recevoir. Ils suivent une formation d'au moins cinq ans, après avoir obtenu leur diplôme de la faculté de médecine. Le personnel régulier surveille de près les psychothérapies dispensées par les internes.

Pour trouver un psychiatre dans votre région, vous pouvez appeler le service Find a Doctor mentionné dans la section *Médecins de famille ou omnipraticiens*, demander à votre médecin de famille de vous en recommander un, ou vous pouvez vous rendre à une clinique de consultations externes en psychiatrie.

PSYCHOLOGUES

Les psychologues détiennent un Ph.D. ou un doctorat en psychologie. Ils ont suivi au moins neuf ans d'études universitaires et ont au moins un an de pratique supervisée. Pour pouvoir être membre de l'Ordre des psychologues de l'Ontario, les psychologues doivent réussir des examens oraux et écrits. Ils reçoivent une formation importante pour effectuer des évaluations, ce qui inclut les diagnostics et la thérapie. Ils ne peuvent pas prescrire de médicaments et les frais de consultation ne sont pas couverts par l'Assurance-santé de l'Ontario. Cependant, les services dispensés en hôpital, dans les organismes communautaires ou les cliniques et cabinets privés peuvent être offerts gratuitement. Les régimes d'assurance-maladie complémentaires, la Commission de la sécurité professionnelle et de l'assurance contre les accidents du travail et d'autres régimes d'assurance privés peuvent couvrir en partie les frais de consultation.

Pour trouver un psychologue dans votre région, adressez-vous à votre médecin de famille ou communiquez avec l'Association de psychologie de l'Ontario, en appelant le 416 961-0069 à Toronto ou, sans frais, le 1 800 268-0069. L'association vous fournira les noms de psychologues en cabinets privés de votre région, des renseignements sur les types de services et la langue dans laquelle ils sont offerts, ainsi que les spécialités (troubles de l'alimentation, violence familiale, difficultés d'apprentissage, etc.).

AUTRES PROFESSIONNELS DES SOINS DE SANTÉ

Des professionnels de domaines variés (p. ex., travail social, soins infirmiers, ergothérapie) offrent parfois des services de thérapie. Selon le domaine, leur formation varie d'un baccalauréat à un Ph.D.

Beaucoup d'entre eux complètent leurs études en suivant des cours complémentaires et une formation en counseling dans les universités ou les hôpitaux. D'autres profitent des ateliers, programmes de formation, ateliers et conférences donnés au niveau communautaire.

On retrouve souvent des travailleurs sociaux et des infirmières dans les services psychiatriques. Ils sont souvent plus disponibles que les médecins. La formation des travailleurs sociaux porte sur l'impact de l'environnement social d'une personne sur sa santé. (L'environnement social comprend le logement, la famille, le travail, la situation financière, le soutien social, l'éducation, le sexe, etc.) (Voir Coût de la thérapie, p. 37.)

> Pour trouver un travailleur social en cabinet privé, communiquez avec l'Association des travailleuses et travailleurs sociaux de l'Ontario, en appelant le 416 923-4848 à Toronto. Ou consultez son site Web, www.oasw.org. L'association essaiera de vous trouver trois travailleurs sociaux en fonction de votre groupe d'âge (p. ex., enfant, adolescent), du type de service désiré (p. ex., consultation matrimoniale) et de vos préférences linguistiques.

THÉRAPEUTES NON AUTORISÉS

N'importe qui peut prétendre être psychothérapeute et offrir ses services, sans même avoir suivi de formation. Il est donc important de connaître l'expérience du thérapeute.

Les thérapeutes non autorisés n'appartiennent à aucun organisme ; la qualité de leur travail ne peut donc pas être contrôlée, pas plus que leurs compétences, ni leur respect de l'éthique dans l'exercice de leur profession. Si le client n'est pas satisfait, il reste sans recours.

> Pour savoir ce que vous pouvez attendre de votre thérapeute, appelez l'organisme professionnel auquel il appartient. Cet organisme impose des règles de supervision, de formation et d'éthique à ses membres. Si vous n'êtes pas satisfait de votre thérapeute, appelez l'ordre ou l'organisme dont il est membre.

QR QUESTION : Ce que je dis au thérapeute restera-t-il confidentiel ?

RÉPONSE : La confiance est le fondement d'une bonne relation. Cette confiance repose en partie sur le fait que votre thérapeute ne divulguera pas ce que vous lui dîtes. Ce dernier doit garder toute information confidentielle. Il y a toutefois quelques exceptions : dans les cas où il soupçonne que vous pourriez porter atteinte à vous-même ou à autrui ou, lors d'un procès, où il devra faire part de ses doutes. Par exemple, si un professionnel de la santé vous soupçonne d'avoir maltraité un enfant, il doit contacter la Société d'aide à l'enfance. Un médecin doit également signaler au ministère des Transports tout trouble (y compris un problème de santé mentale) qui risque de rendre dangereuse la conduite automobile de son client.

La cour peut aussi utiliser votre dossier thérapeutique et citer votre thérapeute à comparaître, par exemple, dans un cas d'agression sexuelle. Demandez à votre thérapeute ce qu'il va inscrire dans votre dossier et comment il va le conserver.

Votre thérapeute devrait discuter avec vous des questions de confidentialité au début du traitement.

4

QR QUESTION : Les thérapeutes offrent-ils des services en soirée ou pendant les fins de semaine ?

RÉPONSE : Des thérapeutes accueillent parfois des clients le matin ou le soir, avant et après les heures de travail habituelles. Mais il est souvent difficile d'obtenir un rendez-vous pendant ces heures très demandées. Il est rare qu'un thérapeute reçoive des clients pendant les fins de semaine.

Coût de la thérapie

Une psychothérapie dispensée par un psychiatre ou tout autre médecin est couverte par l'Assurance-santé de l'Ontario et, par conséquent, ne vous coûtera rien. Les services offerts par d'autres professionnels de soins de santé (p. ex., psychologues, travailleurs sociaux) sont également gratuits, s'ils sont dispensés dans les hôpitaux, cliniques ou organismes publics. Si le psychothérapeute exerce dans son propre cabinet, ses honoraires, variant entre 40 $ et 180 $ de l'heure, ne seront pas couverts par l'Assurance-santé et vous devrez les assumer. Ces honoraires varient en fonction de l'expérience et de la formation du thérapeute ainsi que du type de thérapie. (Les thérapies de groupe sont parfois moins chères.) Certains thérapeutes offrent des tarifs variables qu'ils peuvent adapter à votre revenu.

4

Des régimes d'assurance-maladie complémentaires ou des assurances privées couvrent parfois les honoraires. (Votre employeur vous offre peut-être un tel régime.) Certains régimes d'assurances ne couvrent qu'un certain montant total ou seulement les honoraires de certains types de thérapeutes (p. ex., les psychologues, mais pas les travailleurs sociaux).

Si vous travaillez dans une grande entreprise, vous bénéficiez peut-être d'un programme d'aide aux employés (PAE), aussi appelé PAEF (Programme d'aide aux employés et à leur famille). *(Pour de plus amples renseignements sur les services de counseling offerts par les PAE et les PAEF, voir Réduire le stress au travail, au Chapitre 11, p. 93).*

Si vous êtes étudiant, vous trouverez probablement dans votre école, collège ou université des services de counseling. Certaines collectivités disposent de cliniques, groupes de soutien et centres de jour qui offrent ce type de service gratuitement.

DÉFI : Les listes d'attente sont longues pour de nombreux services gratuits.

SUGGESTIONS : Faites appel à un service gratuit, tel qu'une ligne d'écoute téléphonique, ou rendez-vous dans un centre de jour qui offre gratuitement des services de groupe. Faites-vous inscrire sur plusieurs listes d'attente à la fois. Précisez que vous êtes disponible en tout temps, au cas où une annulation se présenterait. Appelez régulièrement pour savoir où est rendu votre nom sur la liste. Si vous n'avez plus besoin du service en question, faites retirer votre nom de la liste.

Types de thérapie

Tout comme le choix d'un thérapeute, le choix d'une thérapie varie en fonction de chaque individu. Cela dépend de votre problème, de la démarche que vous préférez et du temps que vous voulez consacrer à la thérapie. Un type de professionnel donné (p. ex., travailleur social, psychiatre) ne pratique pas nécessairement un type précis de thérapie. En fait, beaucoup d'entre eux combinent différentes démarches thérapeutiques.

Chaque thérapeute a son propre style. Certains vous livrent librement leurs impressions sur votre état et vous font des suggestions. D'autres parlent moins et vous laissent tirer vos propres conclusions. Vous pouvez dire au thérapeute l'approche que vous préférez et lui demander quelle est sa méthode de travail. Certains thérapeutes sont prêts à adapter leur style à vos besoins. Dans le cas contraire, ce thérapeute n'est peut-être pas celui qui vous convient le mieux.

4

> **Q R** **QUESTION** : Comment et quand savoir si la thérapie donne des résultats ?
>
> **RÉPONSE** : Il est fort probable qu'au début de la thérapie, vous avez déjà vos objectifs ou vos propres idées sur les changements que vous souhaiteriez apporter. Si vous sentez que vous atteignez ces objectifs avec le temps, c'est que la thérapie vous fait probablement du bien. Il faut comprendre que les résultats n'arrivent pas du jour au lendemain. Il arrive même qu'au début d'une thérapie l'on se sente plus mal, à force de ramener les problèmes à la surface.
>
> Si vous ne savez pas si vous avez progressé, parlez-en avec votre thérapeute. Vous pourriez prévoir du temps pendant les séances pour évaluer les progrès.

Des études indiquent que dans seulement 15 p. 100 des cas, la réussite d'une thérapie dépend de la démarche ou de la technique utilisée par le thérapeute. La qualité de la relation entre le client et le thérapeute est le facteur de réussite le plus important.

Une thérapie peut se faire à court ou à long terme. Les moyens financiers faisant souvent défaut, vous recevrez sans doute un traitement à court terme, avant d'être orienté vers d'autres fournisseurs de services de la collectivité.

4

THÉRAPIE À COURT TERME OU À LONG TERME ?

La **thérapie à court terme** (p. ex., une thérapie axée sur la recherche de solutions), comme son nom l'indique, est brève et comprend souvent de 8 à 20 séances. On a souvent recours à ce type de thérapie pour traiter un problème précis tel que décès, divorce, problèmes parentaux et phobies, plutôt que pour aborder un problème qui dure depuis des années. Les séances portent davantage sur le présent que sur l'enfance ou les problèmes survenus dans le passé, et le thérapeute mène habituellement les discussions. Les clients ont parfois des travaux à faire à la maison (p. ex., des exercices pour les aider à faire face au stress ou à l'anxiété entre les séances). Les thérapies à court terme sont particulièrement efficaces pour traiter la dépression et l'anxiété.

La **thérapie à long terme** (p. ex., thérapie psychodynamique, psychanalyse) est moins structurée que la thérapie à court terme. Le client peut parler plus librement de divers aspects reliés à des problèmes du présent et du passé. La thérapie est d'une durée indéterminée et peut se prolonger au-delà d'un an.

> **QR** **QUESTION** : Combien de temps devrait durer ma thérapie ?
>
> **RÉPONSE** : Cela dépend de la nature de vos problèmes. Certains peuvent se régler en quelques séances ; d'autres, plus complexes, nécessitent une vingtaine de séances. Il y a des gens qui suivent des thérapies, sporadiquement, toute leur vie.

DÉMARCHES LES PLUS COURANTES DE LA THÉRAPIE

Les thérapies peuvent varient grandement en fonction du type de démarche choisi. Certaines s'appliquent à changer les comportements du client alors que d'autres modifient leur manière de voir le monde. Parfois, elles aident à comprendre des situations difficiles du passé, à exprimer des sentiments reliés à de vieilles blessures, comme des antécédents d'abus. Les thérapies consistent aussi à aider un client en situation difficile. Les thérapies cognitivo-comportementale, interpersonnelle, psychodynamique et de soutien sont quatre types de psychothérapies parmi les plus pratiquées actuellement.

4

La thérapie **cognitivo-comportementale** est considérée par de nombreux spécialistes comme la meilleure solution pour traiter la dépression et l'anxiété. Elle aide les clients à réaliser que certaines pensées, attitudes, attentes ou croyances automatiques contribuent à leur sentiment de tristesse et d'anxiété. Ces modes de pensées se sont peut-être développés dans le passé pour composer avec des situations difficiles ou douloureuses. Les clients apprennent à les identifier et à les changer dans leur vie quotidienne pour réduire leur tristesse. En maîtrisant mieux leurs pensées, les clients apprennent aussi à mieux maîtriser leurs humeurs.

La **thérapie interpersonnelle** a pour but d'identifier et de résoudre des problèmes en établissant et en maintenant des relations satisfaisantes. Elle permet de faire face à des problèmes tels que perte, changements, difficultés ou conflits de couple, et d'accroître l'aise du client en société.

La **thérapie psychodynamique** comprend l'exploration des croyances et des états intérieurs du client, même s'il n'en est pas complètement conscient. Elle part du principe que le client, non conscient des causes de sa tristesse, ne peut pas être aidé par les méthodes habituelles (p. ex., parler avec un ami ou un membre de la famille, obtenir des conseils). La thérapie permet de cerner les problèmes sous-jacents qui se manifestent de différentes façons (p. ex., difficultés au travail, problèmes interpersonnels).

La **thérapie de soutien** offre soutien et conseil en période difficile. La thérapie peut être à court ou à long terme. Elle se concentre davantage sur les problèmes immédiats que sur ceux qui durent depuis longtemps. Elle a pour but de réduire le sentiment d'inconfort du client et de l'aider à faire face aux circonstances actuelles.

THÉRAPIE INDIVIDUELLE, FAMILIALE, DE COUPLE OU DE GROUPE

Le choix d'une thérapie individuelle, familiale, de couple ou de groupe (avec des personnes que vous ne connaissez pas) est fonction du type de problème pour lequel vous voulez de l'aide.

La **thérapie familiale** vise à changer la dynamique familiale. Elle aide les membres de la famille à mieux se comprendre et à mieux communiquer entre eux, et à ne pas se rejeter la faute. On utilise habituellement ce type de thérapie lorsque la cellule familiale semble être liée aux difficultés de l'un de ses membres (p. ex., un enfant ou un adolescent), ou lorsque les difficultés de l'un des membres de la famille se répercutent sur les autres membres, qui ont alors besoin d'aide pour s'adapter à la situation. Une telle thérapie bénéficie autant au « client » — la personne ayant le problème — qu'aux autres membres de la famille.

> Si vous cherchez un spécialiste en thérapie familiale, communiquez avec l'OAMFT (Ontario Association for Marriage and Family Therapy), en appelant le 416 364-2627 à Toronto, ou, sans frais, le 1 800 267-2638. Ou consultez son site Web, www.oamft.on.ca (en anglais seulement).

La **thérapie de couple** aide les partenaires à résoudre des problèmes et des conflits qu'ils sont incapables de régler eux-mêmes. Les partenaires se réunissent avec le thérapeute et discutent de leurs pensées et de leurs sentiments. Ce type de thérapie a pour but de les aider à mieux se connaître, personnellement et mutuellement, et à apporter les changements nécessaires à l'intérieur de leur couple.

Si vous cherchez un spécialiste de la thérapie de couple, communiquez avec l'OAMFT (Ontario Association for Marriage and Family Therapy), en appelant le 416 364-2627 à Toronto, ou, sans frais, le 1 800 267-2638. Ou consultez son site Web, www.oamft.on.ca (en anglais seulement).

La **thérapie de groupe** permet aux gens d'aborder leurs problèmes en discutant avec les autres membres du groupe. Ils font part de leurs pensées et de leurs sentiments et bénéficient des commentaires, des encouragements et du soutien des autres participants. Cette méthode nous permet d'apprendre davantage sur la manière dont les autres réagissent à nos propos. Les membres peuvent aussi se livrer à toutes sortes d'expériences dans le cadre sécuritaire du groupe. Ce type de thérapie peut s'avérer particulièrement efficace pour les gens qui ont des problèmes de relations, d'intimité, d'estime de soi ou de confiance en soi. Certains groupes débattent des problèmes qui sont soulevés au cours de chaque séance hebdomadaire ; d'autres suivent un programme structuré.

QR QUESTION : Combien de temps dure chaque séance ?

RÉPONSE : En général, les séances individuelles durent de 20 à 50 minutes. Les séances de groupe ou en famille peuvent durer plus longtemps.

QR QUESTION : Comment savoir si je bénéficie du meilleur traitement possible ?

RÉPONSE : Un bon traitement dépend souvent d'une bonne évaluation *(voir Subir une évaluation, au Chapitre 3, p. 23)*. Il faut suivre des objectifs clairs dont vous aurez discuté avec votre thérapeute. Ce dernier doit avoir de la formation et de l'expérience dans le type de problèmes qui vous touchent ; il doit aussi vous inspirer confiance et respect.

Services adaptés au groupe d'âge

5

Services pour enfants et adolescents

Presque un enfant ou un adolescent sur cinq est aux prises avec un problème de santé mentale, qui peut se manifester de différentes façons. Chez les enfants, on note souvent un sentiment de tristesse ou de rébellion, des difficultés de concentration et des problèmes d'alimentation, de sommeil, de socialisation ou d'absentéisme. Les adolescents, quant à eux, consomment parfois de l'alcool ou d'autres drogues.

Bien qu'il soit parfois difficile de trouver des services de santé mentale pour qui que ce soit, il est particulièrement difficile pour les parents d'en trouver pour leurs enfants ou adolescents. Pourquoi ? Parce que ces services, placés sous la responsabilité d'un plus grand nombre de ministères, sont soumis à davantage de lois que ceux destinés aux adultes. Il y a aussi une pénurie de spécialistes en santé mentale pour enfants et adolescents, ce qui peut entraîner de longues attentes.

Trouver des services pour votre enfant peut être une expérience frustrante, mais ne vous découragez pas ! Gardez espoir et continuez d'insister. L'Internet est un outil efficace pour faire des recherches. *(Voir à l'Annexe B la liste des sites Web et des numéros de téléphone utiles.)*

ÉVALUATION ET RECOMMANDATION

Les deux tiers des enfants orientés vers des services de santé mentale le sont pour des troubles du comportement. Ce type de troubles est plus courant chez les garçons qui font plus facilement ressortir leurs problèmes dans leur comportement. Les filles, par contre, manifestent leurs problèmes en général moins ouvertement, ce qui peut entraîner des troubles affectifs tels que la dépression et l'anxiété. Les difficultés qu'éprouvent les jeunes surviennent souvent à la suite d'événements stressants tels que l'abus, la négligence, le décès ou le divorce des parents, ou d'autres changements importants. Les adolescents aux prises avec des problèmes d'identité ou d'orientation sexuelle développent parfois des sentiments de solitude et de dépression, ce qui explique le taux de suicide plus élevé chez les jeunes gays.

5

Les enfants n'auront probablement pas l'initiative de faire appel à des services de santé mentale. Ils sont habituellement orientés vers ces services par un membre de leur famille, un médecin, leur école, un tribunal ou la Société d'aide à l'enfance. Les adolescents peuvent se présenter d'eux-mêmes, mais cela dépend de la politique de l'organisme. Les thérapeutes de certains organismes sont tenus d'informer les parents ou fournisseurs de soins de la visite de l'adolescent.

Les évaluations peuvent être effectuées par différents spécialistes, y compris les pédopsychiatres (formés pour examiner et traiter les enfants et adolescents et établir leur diagnostic), infirmières, travailleurs auprès des enfants et des jeunes, travailleurs sociaux et psychologues.

Au cours d'une évaluation, le spécialiste s'adresse habituellement à l'enfant et à ses parents ou à tout autre adulte qui l'a orienté. Il demandera l'avis de chacun d'eux sur le problème de l'enfant. Il s'informera aussi, par exemple, de son rendement à l'école et de ses relations avec ses amis et les membres de sa famille ou de tout problème médical agissant sur son humeur, ses pensées ou son comportement. Si l'enfant est très jeune et qu'il ne peut s'exprimer verbalement, l'examen peut se faire suivant d'autres méthodes d'évaluation, comme le dessin ou le jeu.

Si l'enfant a des problèmes affectifs ou des difficultés d'apprentissage, il est important de le soumettre à un test psychométrique ou de rendement scolaire qui permet d'évaluer son bien-être à la fois sur les plans scolaire et affectif. On peut passer ce type de test dans les écoles, les hôpitaux ou le cabinet privé de psychologues. En raison des longues listes d'attente, les parents optent parfois pour les psychologues privés, mais ce choix peut s'avérer coûteux.

Les résultats d'une évaluation sont rarement précis. Il est parfois difficile pour les parents de savoir si l'humeur ou le comportement inhabituels de leur adolescent est normal pour leur âge ou problématique. C'est pourquoi, parfois, ils ne recherchent pas immédiatement de l'aide et se retrouvent plus tard devant une situation de crise qui peut être aggravée par les longues listes d'attente.

5

Chez les enfants, les problèmes sont souvent intermittents. Ils peuvent disparaître pendant une période et réapparaître sous une autre forme ou lors d'une situation de stress. Les enfants grandissent et changent continuellement ; c'est pourquoi les résultats d'une évaluation peuvent conduire à différentes conclusions selon le stade de développement et l'âge de l'enfant. Par exemple, avec un jeune enfant, le spécialiste travaillera sur les aspects du langage et de la communication, alors qu'avec un enfant plus âgé, il suggérera une thérapie de soutien et, peut-être, des médicaments.

TRAITEMENT ET SOUTIEN
En fonction de son problème, l'enfant pourra obtenir des services aux endroits suivants :

* cabinet du médecin de famille ou d'un omnipraticien ;
* école (s'il y a un travailleur social ou un conseiller d'orientation sur place) ;

- clinique pour les jeunes, centre de santé mentale ou de traitement de la toxicomanie, établissement résidentiel de soins ;
- organisme de santé mentale pour enfants ;
- service psychiatrique d'un hôpital pour enfants ou hôpital psychiatrique ;
- cabinet privé ;
- programme pour jeunes contrevenants, si le jeune a des démêlés avec la justice.

Les enfants sont habituellement traités dans les services de consultations externes. Une hospitalisation, quoique rare, peut avoir lieu dans les cas suivants :

- l'enfant présente une menace pour lui-même ou autrui ;
- il vit dans un environnement malsain (p. ex., violence au domicile) ;
- il présente les symptômes d'un trouble de l'alimentation grave ou des signes précoces de dépression, schizophrénie ou trouble bipolaire.

Divers spécialistes peuvent participer aux soins d'un enfant (p. ex., psychologues, travailleurs auprès des enfants et des jeunes, infirmières, pédopsychiatres, orthophonistes, membres de la famille). L'enfant bénéficie alors des divers points de vue d'un groupe de professionnels.

Le traitement d'un enfant ou d'un jeune comprend habituellement :

- un volet parental pour apprendre aux parents les façons d'interagir avec leur enfant afin d'éviter les conflits et de leur apporter du soutien. Ce volet du traitement est de plus en plus courant et peut comprendre des groupes éducatifs ou parentaux ;
- une psychothérapie, avec l'enfant seul, et en groupe avec les membres de la famille. (*Voir Thérapie familiale, au Chapitre 4, p. 42.*) Le thérapeute peut utiliser une démarche cognitivo-comportementale (*voir la définition au Chapitre 4, p. 41*) ou offrir du counseling par encouragement. Comme de nombreuses personnes participent souvent aux soins de l'enfant, un gestionnaire de cas peut coordonner les services offerts par les

différents fournisseurs de soins, qu'ils travaillent dans les écoles, les hôpitaux ou la collectivité ;

- des médicaments, bien qu'ils soient moins prescrits aux enfants qu'aux adultes. Ce n'est habituellement pas le premier choix des parents et des professionnels parce que très peu de recherches, voire aucune, n'ont étudié les effets à long terme des médicaments sur les enfants en croissance. Ils préfèrent les thérapies conçues pour modifier le comportement qui, elles, ont fait leurs preuves.

Parents et professionnels doivent prendre en compte les avantages potentiels qu'offrent les médicaments pour le traitement d'un enfant. Pourra-t-il mener une vie plus heureuse ? Va-t-il connaître une croissance plus facile ? Son développement sera-t-il moins perturbé ? Parents et enfants doivent aussi considérer la possibilité d'effets secondaires des médicaments. De plus, les parents doivent savoir que les écoles peuvent favoriser la prise de médicaments afin de pouvoir gérer ou maîtriser le comportement d'un enfant. Lorsqu'un médecin ou un enseignant recommande des médicaments à un enfant, il faut tout d'abord déterminer s'il s'agit tout simplement d'un enfant plus difficile à maîtriser ou d'un problème de santé mentale. *(Pour de plus amples renseignements sur les médicaments, voir le Chapitre 7 : Services médicaux, p. 59.)*

Services pour personnes âgées

La population des adultes âgés de 55 ans et plus est en pleine croissance. Au fur et à mesure que les gens vieillissent, leurs besoins changent et ont tendance à augmenter, que ce soit en matière de soins de santé, de services sociaux ou de soins en établissements. Pourtant, ces besoins sont souvent négligés.

Les principaux problèmes de santé mentale qui touchent les personnes âgées sont la démence (accompagnée de paranoïa), la dépression et l'anxiété. Les personnes âgées sont aussi sujettes à de nombreux autres problèmes, notamment des troubles de santé physique, le deuil d'un conjoint ou d'un ami, l'isolement ou la solitude, des obstacles linguistiques ou le stress lié à une récente immigration et à des mauvais traitements.

Les personnes âgées sont le plus souvent victimes d'exploitation financière (p. ex., vol ou fraude). Il arrive aussi qu'elles soient sujettes à de la violence physique (p. ex., de leur enfant, maintenant adulte, qui pourrait les frapper ou les gifler) ou psychologique (d'un conjoint, d'un partenaire ou d'un enfant adulte, menaçant ou autoritaire).

5

Ce sont d'autres adultes (p. ex., un membre de la famille ou un fournisseur de soins) qui, en général, orientent les personnes âgées vers des spécialistes en santé mentale. Ces personnes ont souvent la tâche difficile de déterminer si le comportement ou l'humeur d'une personne âgée est normal. S'agit-il du phénomène du vieillissement ou d'un problème ? Par exemple, les troubles de mémoire ou de concentration peuvent être une conséquence de l'âge ou un problème lié à la démence, à la dépression ou à d'autres problèmes de santé mentale. Des problèmes tels qu'une consommation inappropriée ou excessive d'alcool et de médicaments sur ordonnance peuvent être difficiles à détecter et peuvent altérer les facultés des personnes âgées. Ces dernières doivent souvent compter sur d'autres personnes pour accéder à des services ; cela signifie qu'elles n'y auront pas accès avant d'avoir atteint un seuil critique et que quelqu'un décide qu'il est temps de recourir à de l'aide.

La honte et les stigmates associés aux problèmes de santé mentale peuvent être particulièrement intenses chez les personnes âgées. Elles ont grandi à une époque où les problèmes de santé mentale étaient moins compris et moins bien perçus. Malheureusement, la peur d'être victime de discrimination, en plus d'être hospitalisé, empêchent les personnes âgées de chercher elles-mêmes de l'aide.

ÉVALUATION ET RECOMMANDATION

L'évaluation des personnes âgées se fait habituellement par un médecin de famille ou une équipe gériatrique mobile composée de médecins, travailleurs sociaux, infirmières et ergothérapeutes. L'examen se déroule généralement au domicile de la personne âgée. On y évalue sa façon de se débrouiller et on détermine les changements à apporter pour faciliter sa vie et lui permettre de rester chez elle en toute sécurité. Pour rencontrer une équipe de psychiatrie gériatrique, les personnes âgées doivent habituellement obtenir une recommandation de leur médecin de famille.

TRAITEMENT ET SOUTIEN

La plupart du temps, ce sont des gérontopsychiatres ou des équipes gériatriques mobiles qui dispensent les soins aux personnes âgées. Cependant, il n'y a pas assez de spécialistes pour répondre de façon satisfaisante à leurs besoins. Le traitement comprend habituellement des services de soutien, des séances d'éducation à la famille et aux fournisseurs de soins et peut-être même des médicaments.

Parfois, le traitement inclut aussi des services de traitement de la toxicomanie.

Les autres soins destinés aux personnes âgées atteintes de problèmes de santé mentale se composent principalement de services sociaux, plutôt que de traitements des problèmes de santé mentale. Ces services sociaux sont parfois offerts dans les endroits suivants :

- les clubs du troisième âge ;
- les centres de jour ;
- la popote roulante, qui livre des repas à domicile ;
- Les Centres d'accès aux soins communautaires (CASC). *(Voir Soins à domicile, au Chapitre 8, p. 73.)* Les CASC fournissent principalement des services de soutien à domicile (p. ex., un préposé aux services de soutien à la personne vient préparer des repas à domicile aux personnes âgées ayant besoin d'aide pour accomplir leurs tâches quotidiennes).

Guérison naturelle

6

Pour faire face à un problème de santé mentale, beaucoup de gens choisissent des méthodes dites « naturelles » qui peuvent s'avérer moins envahissantes que les traitements médicaux. Ces méthodes portent davantage sur la prévention de la maladie, la promotion de l'autoguérison et l'adoption d'un mode de vie sain. Les praticiens de cette médecine font davantage attention au bien-être global (mental, physique *et* spirituel) du client et leur consacrent habituellement plus de temps que ne le font les médecins praticiens.

Cette médecine est souvent utilisée en plus d'autres démarches plus conventionnelles. Cependant, des traitements tels que l'acupuncture, la naturopathie et la méditation suffisent parfois à certaines personnes pour réduire le stress et surmonter des situations difficiles. Certaines personnes peuvent choisir les pratiques de guérison naturelle utilisées par la culture ou le groupe auquel elles appartiennent.

Démarches corporelles

De nombreux traitements consistent à solliciter le corps pour influer sur l'esprit. Beaucoup de ces démarches, telles que la rétroaction biologique, l'acupuncture, la réflexologie, le reiki et le shiatsu, sont dérivées de pratiques orientales ancestrales. Leur principe réside dans la canalisation de l'énergie corporelle, la réduction du stress, de l'anxiété et de la douleur physique, et l'augmentation du niveau de relaxation.

Le **shiatsu** est un traitement japonais de massage qui consiste à appliquer une pression (à l'aide des pouces, des genoux ou des coudes) le long des canaux d'énergie appelés « méridiens ». Il aide à équilibrer et à réguler l'énergie du corps qui peut être affectée par le stress, la fatigue, la tension musculaire ou des problèmes de santé divers.

La technique de **rétroaction biologique** consiste à apprendre aux gens à reconnaître leur état de santé grâce aux signaux que leur envoie leur propre corps.

L'**acupuncture** suit le même principe de guérison que celui du shiatsu. Au lieu d'appliquer une pression manuelle, le praticien pique des aiguilles dans la peau, à des points précis, pour réguler le flux d'énergie du corps.

Ces pratiques ne sont pas couvertes par l'Assurance-santé de l'Ontario ni, de manière générale, par les régimes d'assurance-maladie complémentaires dont certains, exceptionnellement, remboursent les frais de massage suédois (et parfois de shiatsu) jusqu'à concurrence d'un certain montant par année s'il est effectué par un massothérapeute.

> Pour trouver un thérapeute spécialisé en massage suédois, communiquez avec la Ontario Massage Therapist Association, en appelant le 416 979-2010 à Toronto, ou, sans frais, le 1 800 668-2022. Pour trouver un acupuncteur, appelez la Ontario Association of Acupuncture and Traditional Chinese Medicine, au 416 944-2265, à Toronto. Pour trouver un thérapeute spécialisé en shiatsu, communiquez avec la Shiatsu Therapy Association of Ontario, en appelant le 416 923-7826 à Toronto ou, sans frais, le 1 877 923-7826. Pour obtenir de l'information sur la rétroaction biologique, consultez le site Web de la Association for Applied Psychophysiology and Biofeedback des États-Unis, www.aapb.org.

Thérapies créatrices

Les activités artistiques telles que la musique, l'écriture, la photographie, le théâtre, le dessin ou le jeu procurent aux gens un moyen d'explorer leurs sentiments et leurs pensées, et de s'exprimer d'une manière créative. Ce genre de thérapies les aide aussi à découvrir et à exprimer des conflits intérieurs. Ces thérapies sont souvent offertes dans les hôpitaux, les centres de traitement, les cabinets privés, les programmes communautaires et les écoles de thérapie par l'art.

Nutrition et naturopathie

Une alimentation équilibrée constitue un excellent moyen de prendre soin de soi et de sa santé mentale. Vous pouvez ajouter à votre alimentation des suppléments de vitamines et de minéraux et des remèdes à base de plantes médicinales.

6

Tout comme les médicaments traditionnels, les traitements dits « naturels » peuvent entraîner des effets secondaires. Les remèdes à base de plantes médicinales peuvent entraver l'action de médicaments sur ordonnance et influer sur d'autres problèmes médicaux. Si vous utilisez ce genre de médicaments, parlez-en à votre médecin.

Les diététistes-cliniciens vous aideront à identifier tout problème d'alimentation, détermineront les changements à apporter et surveilleront vos progrès. Les diététistes autorisés sont des professionnels de la santé détenant un diplôme universitaire en alimentation et en nutrition et ayant au moins un an d'expérience pratique.

Les naturopathes sont des professionnels en soins de santé formés dans l'usage de méthodes naturelles favorisant la guérison. Les traitements qu'ils utilisent comprennent l'homéopathie, la nutrition clinique, la médecine chinoise et la médecine par les plantes. Ils disposent d'au moins trois ans de formation prémédicale et quatre ans d'études dans un collège agréé. La plupart des régimes d'assurance-maladie complémentaires rembroursent les frais de naturopathie jusqu'à concurrence d'un certain montant par année.

> Pour trouver un professionnel de la nutrition, appelez Les diététistes du Canada, au 416 596-0857 à Toronto. Ou consultez leur site Web, www.dietitians.ca. Vous pouvez aussi appeler le Collège des diététistes de l'Ontario, au 416 598-1725 à Toronto ou, sans frais, au 1 800 668-4990. Ou consultez son site Web, www.cdo.on.ca (version française en construction).

> Pour trouver un naturopathe, communiquez avec la Ontario Association of Naturopathic Doctors, en appelant la ligne d'information, au 416 233-2001, poste 24 à Toronto ou, sans frais, au 1 877 628-7284. Ou consultez son site Web, www.oand.org (en anglais seulement).

6 Démarches spirituelles

Le lien entre la religion et la spiritualité et la santé et le bien-être global est de plus en plus évident. Cela inclut la prévention et la guérison de divers problèmes de santé mentale.

La prière et les services religieux peuvent contribuer à réduire le stress, à rester calme et à se concentrer davantage sur l'extérieur. Par conséquent, les gens se rétablissent parfois plus vite, ressentent moins d'effets secondaires importants, sont moins souvent hospitalisés et se sentent moins souvent angoissés et déprimés.

Il existe de nombreuses autres pratiques religieuses ou spirituelles qui peuvent s'avérer très bénéfiques. Citons notamment les cercles de guérison autochtones, les cérémonies de la suerie, les rituels chamanistiques, la méditation zen, et le yoga et les exercices de respiration hindous.

La spiritualité peut aussi s'exprimer par l'art, la nature, la musique et l'écriture.

Vous pouvez trouver des cours de yoga en cherchant sous la rubrique « yoga » des Pages jaunes ou en appelant un centre de santé ou un centre communautaire local qui pourrait offrir ce genre de cours. Les centres spirituels ou de yoga offrent parfois des cours de méditation qui, en général, coûtent à peu près la même chose que les séances de yoga. Une fois que vous maîtrisez ces techniques, vous pouvez les mettre en pratique chez vous.

D:S

DÉFI : Les traitements dits « naturels » ne sont généralement pas couverts par les régimes d'assurance-maladie et peuvent coûter très cher.

SUGGESTIONS : Il existe de nombreux moyens d'aider votre corps à guérir naturellement sans dépenser de grosses sommes d'argent. Voici quelques suggestions :

- Détendez-vous dans votre bain avec des sels d'Epsom.
- Apprenez à vous masser les mains et les pieds ou, mieux encore, demandez à votre conjoint, partenaire, ou à un ami de vous masser.
- Buvez des tisanes.
- Faites une randonnée à bicyclette ou une longue promenade à pied. Les exercices d'endurance favorisent la sécrétion d'endorphines dans le cerveau qui réduisent la dépression et remontent le moral.
- Faites de la musculation ou des étirements.
- Achetez une vidéocassette de yoga et exercez-vous à la maison.

6

Services
médicaux

7

Prendre des médicaments

La prise de médicaments donne lieu à des controverses. De nombreuses personnes sont heureuses de trouver un comprimé qui réduit leur souffrance et améliore leur qualité de vie. Pour d'autres, les médicaments n'apportent aucune aide et les effets secondaires qu'ils entraînent sont désagréables et parfois même débilitants ou tout simplement inconnus à long terme. Beaucoup peuvent s'inquiéter des effets secondaires sur leurs pensées et sentiments. Pour d'autres, le besoin de prendre des médicaments dénote une faiblesse ou éveille une peur de l'accoutumance. D'autres encore fondent beaucoup d'espoir dans la médication et se voient vite découragés.

Même les personnes qui réagissent positivement aux médicaments peuvent devoir abandonner un traitement à cause des effets secondaires qu'ils entraînent. De nombreuses personnes doivent essayer deux ou trois médicaments avant d'en trouver un qu'elles tolèrent (qui comporte peu ou pas d'effets secondaires) et qui soit efficace. Il est en fait difficile de prévoir quel médicament conviendra le mieux à chaque personne.

C'est à vous de décider si un médicament vous convient ou non. Si vous décidez de prendre un médicament, vous devrez laisser le temps à votre corps de s'y habituer avant que votre médecin puisse déterminer le dosage approprié et la durée du traitement. Votre réaction au médicament et les nouvelles recherches effectuées dans le domaine pourraient modifier l'opinion de votre médecin à l'égard de votre médication.

Votre médecin peut augmenter graduellement le dosage de votre médicament pour déterminer la dose donnant le meilleur résultat. Habituellement, les médicaments sont présentés sous forme de pilules ou de comprimés. Il arrive également que les formes liquides ou injectées (à action brève ou prolongée) soient recommandées pour traiter certaines affections.

Établissez une relation avec un pharmacien en qui vous avez confiance, surtout si vous prenez plusieurs médicaments. Comme il connaîtra tous vos médicaments, il pourra vous renseigner sur leurs interactions possibles. Par contre, ne vous fiez pas uniquement à lui. Informez-vous auprès d'autres experts et lisez sur le sujet.

TYPES DE MÉDICAMENTS

7

Il existe différents types de psychotropes (médicaments utilisés en psychiatrie) :

Les **anxiolytiques** visent à calmer les gens et à soulager leur angoisse. Les anxiolytiques courants sont le diazépam (Valium®) et le lorazépam (Ativan®).

Les **antidépresseurs** sont le plus souvent utilisés pour traiter la dépression, mais ils traitent à l'occasion diverses formes d'angoisse, les graves sautes d'humeur prémenstruelles et la boulimie. Parmi les antidépresseurs courants figurent la fluoxétine (Prozac®), la sertraline (Zoloft®) et la venlafaxine (Effexor®).

Les **antipsychotiques**, également appelés neuroleptiques, servent à traiter les symptômes de psychose chronique ou aiguë, notamment la schizophrénie, les épisodes maniaques et les troubles d'origine organique. Parmi les antipsychotiques les plus courants, notons la rispéridone (Risperdal®), l'olanzapine (Zyprexa®), l'halopéridol (Haldol®) et la clozapine (Clozaril®).

Les **psychorégulateurs**, ou régulateurs de l'humeur, servent à maîtriser les sautes d'humeur extrêmes (accès maniaques et dépressifs) associées au trouble bipolaire et à prévenir leur apparition. Les psychorégulateurs courants sont le lithium (Lithane®, Duralith®) et le divalproex (Epival®).

Cette énumération de médicaments les plus couramment prescrits ne signifie aucunement que le CTSM recommande ces médicaments plutôt que d'autres.

QR QUESTION : Et si le médicament n'a pas d'effet ?

RÉPONSE : Aucun médicament ne convient à tout le monde. Malheureusement, les médecins ne savent pas d'avance si un médicament vous fera de l'effet. Ils pourront cependant faire un meilleur choix s'ils possèdent certains renseignements. Quels médicaments vous ont déjà réussi, à vous ou à un membre de votre famille immédiate ? Quels sont vos symptômes ? Quels autres médicaments prenez-vous ?

Demandez à votre fournisseur de soins de santé combien de temps prendra le médicament avant d'agir. Certains anxiolytiques peuvent agir dans les 30 minutes. Les antidépresseurs peuvent prendre de quatre à six semaines avant que leur effet maximal se fasse sentir. Certains antipsychotiques prennent encore plus de temps avant de faire disparaître tous les symptômes. Vous devrez vous montrer patient, même si cela peut être frustrant. Entre-temps, trouvez d'autres façons d'obtenir du soutien et des soins.

Si votre médicament n'a pas d'effet, vous pouvez demander à votre médecin d'en modifier le dosage ou d'en prescrire un autre, soit pour compléter son action ou pour le remplacer. Les chercheurs travaillent à la mise au point d'autres médicaments et traitements qui pourraient être offerts sur le marché éventuellement.

N'oubliez pas, les médicaments ne sont qu'un outil de traitement des problèmes de santé mentale. Ils peuvent être jumelés à des séances de psychothérapie ou à des groupes d'entraide, à des conversations avec des amis ou parents, ou à un régime alimentaire équilibré.

7

EFFETS SECONDAIRES

Les effets secondaires peuvent être mineurs ou graves et varier d'une personne à l'autre. Voici certains de ces effets courants :

- problèmes gastriques mineurs (nausées, constipation, diarrhée) ;
- difficultés d'ordre sexuel ;
- étourdissements ;
- bouche sèche ;
- vision trouble ;
- réactions allergiques ;
- fatigue ou difficulté à s'endormir ;
- fibrillation musculaire et tremblements ;
- akathisie (agitation, besoin incessant de bouger ses jambes, surtout la nuit) ;
- prise de poids.

7

La dyskinésie tardive est l'un des graves effets secondaires des anti-psychotiques. Il s'agit de mouvements involontaires de la langue, des lèvres, de la mâchoire, des doigts ou autres, qui peuvent être permanents.

Vos effets secondaires dépendront du médicament que vous prenez, de son dosage et de votre propre vulnérabilité. La plupart du temps, ces effets s'estompent au cours du traitement. Mais il arrive également que des effets secondaires apparaissent avec le temps. Il est possible que vos médicaments soient à l'origine de certains symptômes si vous ne les aviez pas avant de commencer votre traitement.

Si vous ressentez des effets secondaires, n'arrêtez pas ou ne modifiez pas vous-même votre traitement. Parlez-en plutôt à votre médecin, pharmacien, infirmière ou travailleur social, qui vous expliquera comment vous y adapter. Si votre médecin ne tient pas compte de vos préoccupations ou questions, insistez. Si vous n'êtes pas satisfait des soins que vous recevez, demandez à être orienté vers quelqu'un d'autre.

2003 Centre de toxicomanie et de santé mentale

Si ses suggestions ne donnent pas de résultats, le médecin peut :

- prescrire un second médicament pour contrer les effets secondaires du premier ;
- changer votre médicament ;
- diminuer le dosage de votre médicament ;
- éliminer progressivement votre médicament.

Votre médecin devrait toujours surveiller votre médication. Il pourra dans certains cas faire analyser votre sang pour vérifier le bon fonctionnement de votre foie et autres organes et s'assurer que vous avez une concentration acceptable de médicament dans votre sang.

Pour connaître les effets secondaires des médicaments d'ordonnance et en vente libre et des produits à base de plantes pendant la grossesse ou l'allaitement, appelez la ligne d'information du programme Motherisk, au 416 813-6780 à Toronto. Si vous désirez vous renseigner sur les effets de l'alcool, de la nicotine et des drogues comme la marijuana, la cocaïne et l'ecstasy pendant la grossesse ou l'allaitement, appelez sans frais la ligne d'information sur la consommation de drogues et d'alcool pendant la grossesse ou l'allaitement du programme Motherisk, au 1 877 327-4636. Site Web : www.motherisk.org (en anglais).

Si vous avez des questions concernant la santé, appelez Télésanté Ontario, une ligne téléphonique d'information confidentielle, en service 24 heures sur 24. Des infirmières autorisées, avec l'aide de pharmaciens, répondront à vos questions. Vous pouvez les joindre aux numéros sans frais, 1 866 797-0000 ou 1 800 387-5559 (ATS). Site Web : www.gov.on.ca/health/french/programf/telehealthf/telehealth_mnf.html.

7

QR QUESTION : Est-ce vrai que les médicaments utilisés en psychiatrie ont de graves effets secondaires ?

RÉPONSE : La plupart de ces médicaments ont des effets secondaires légers et temporaires. Certains ont par contre de graves effets à long terme que vous devriez connaître. Si vous avez des effets secondaires, n'hésitez pas à en parler à vos fournisseurs de soins de santé. Vous ne les dérangerez pas. S'ils ne savent pas que vous avez des problèmes, ils ne pourront pas vous aider. Demandez de l'aide à votre famille. Parlez des effets secondaires que vous pourriez ressentir. Elle pourra alors surveiller leur apparition. Il est également important que vous discutiez avec votre médecin des avantages et inconvénients de vos médicaments.

N'hésitez pas à parler de vos médicaments avec vos fournisseurs de soins de santé. Vous pourriez même faire la liste de toutes les questions à poser à votre prochaine visite.

Votre médecin, pharmacien ou autre fournisseur de soins de santé peut vous aider à composer avec ces effets secondaires. Il peut, par exemple, vous conseiller de prendre votre médicament au coucher s'il vous donne envie de dormir, ou avec vos repas s'il vous donne la nausée.

MÉLANGER SES MÉDICAMENTS AVEC D'AUTRES SUBSTANCES

Votre médecin ou pharmacien doit connaître tous les médicaments en vente libre, vitamines, produits à base de plantes, drogues illégales ou remèdes homéopathiques que vous prenez. C'est important, car ces produits peuvent interagir avec vos médicaments sur ordonnance. Informez-vous sur la caféine, l'alcool et même le jus de pamplemousse. Ce jus n'interagit pas avec tous les médicaments, mais il peut dans certains cas causer de graves effets secondaires et même s'avérer toxique.

ARRÊTER DE PRENDRE SES MÉDICAMENTS

Vous devez consulter votre médecin avant d'arrêter de prendre vos médicaments. En arrêtant soudainement votre médication, vous pourriez souffrir de symptômes de sevrage ou même voir réapparaître les symptômes pour lesquels vous preniez le médicament (p. ex., l'insomnie que traitait un somnifère). Vous pourriez éprouver d'autres symptômes comme la nausée, des maux de tête et des étourdissements.

Les symptômes de sevrage apparaissent habituellement quelques heures ou un à deux jours après l'arrêt du médicament. Le seul fait de sauter deux doses consécutives peut entraîner un effet de sevrage. Le problème initial peut réapparaître quelques jours après l'arrêt du médicament, ou parfois quelques semaines ou des mois plus tard. Il peut également être difficile de distinguer entre un effet de sevrage et la récurrence du problème initial.

Si, de concert avec votre médecin, vous décidez d'arrêter ou de remplacer un médicament, votre médecin réduira graduellement votre dose actuelle. Cela peut prendre de quelques jours à plusieurs semaines, de façon à réduire les risques de symptômes de sevrage. La gravité des symptômes de sevrage est fonction de votre médicament, de la durée du traitement et du dosage.

7

QR QUESTION : Aurai-je besoin de prendre des médicaments toute ma vie ?

RÉPONSE : Pas nécessairement. La durée de votre traitement dépend de plusieurs facteurs :

- le type de problème de santé mentale que vous avez ;
- vos symptômes et depuis combien de temps vous les avez ;
- le nombre de vos rechutes (récurrence des symptômes) ;
- la gravité de vos symptômes ;
- le soutien sur lequel vous pouvez compter.

Certaines personnes se remettent complètement et rapidement d'un problème de santé mentale. Cependant, certains problèmes sont de plus longue durée et nécessitent un traitement de durée indéfinie. Certains médicaments, comme les somnifères et les anxiolytiques, ne devraient être pris que pendant une courte période, le temps d'apprendre d'autres techniques d'adaptation.

Lors d'un premier épisode de dépression, le traitement aux antidépresseurs devrait durer environ un an, à moins que la personne n'ait eu plus de deux rechutes ou des symptômes initiaux très graves. Le traitement sera alors plus long et pourrait même se poursuivre indéfiniment. Comme la schizophrénie et le trouble bipolaire sont des problèmes de longue durée, les régulateurs de l'humeur et les antipsychotiques doivent habituellement être pris indéfiniment.

Demandez à votre médecin de vous expliquer combien de temps vous devrez prendre vos médicaments et de comparer leur efficacité à celle d'une psychothérapie. Vous pouvez également lui parler de vos sentiments à l'égard d'un traitement aux médicaments. L'erreur que commettent le plus souvent les gens, c'est d'arrêter de prendre leurs médicaments une fois qu'ils se sentent mieux. Certains médicaments sont conçus pour traiter uniquement de graves affections, mais la plupart des psychotropes visent à prévenir les rechutes. Il se pourrait en effet que vous puissiez réduire graduellement votre dose ou arrêter complètement votre traitement, mais assurez-vous d'en parler à votre médecin au préalable. Souvent, la démarche la plus efficace est de jumeler médicaments et thérapie.

7

QUESTIONS À POSER SUR LES MÉDICAMENTS

Quels sont les noms génériques et les appellations commerciales de mon médicament ?

Quelle dose devrais-je prendre ?

Pourquoi est-ce que je prends ce médicament et qu'est-il censé faire ?

Comment et quand dois-je prendre mon médicament ? (p. ex., dois-je le prendre toujours à la même heure, avec les repas ?)

Quels sont ses effets secondaires les plus courants et comment peut-on les traiter ?

Quelles interactions médicamenteuses graves devrais-je signaler à mon médecin ?

Quels médicaments, aliments et boissons interagissent avec ce médicament ?

Que dois-je faire si je saute une dose ?

Pendant combien de temps devrai-je prendre ce médicament ?

Combien de temps prendra le médicament avant d'agir ?

Puis-je développer une dépendance à ce médicament ?

Existe-t-il des études sur ce médicament (son efficacité, ses risques, le dosage recommandé) ?

Que pourrait-il se produire si j'arrêtais de prendre ce médicament ?

Quels sont les effets à long terme de ce médicament ?

QR QUESTION : Peut-on développer une dépendance aux médicaments ?

RÉPONSE : On ne développe pas de dépendance à la plupart des psychotropes. Ce n'est pas parce qu'ils sont conçus pour être pris pendant une longue période qu'ils créent une dépendance. Les problèmes de santé mentale sont le résultat d'un déséquilibre chimique et, comme tout autre problème physique, nécessitent souvent un traitement de longue haleine.

Certains psychotropes, comme les anxiolytiques et les stimulants employés pour traiter le trouble d'hyperactivité avec déficit de l'attention, peuvent entraîner une dépendance, même lorsqu'on suit la posologie. Si vous avez des préoccupations à cet égard, n'hésitez pas à en parler à votre médecin, pharmacien ou fournisseur de soins de santé. Si vous avez un problème de toxicomanie, mentionnez-le à votre médecin. Il pourra alors décider du type de médicaments à vous prescrire.

7

Électrochocs

Les électrochocs sont le plus souvent réservés aux personnes qui ont une dépression grave et qui ne réagissent pas aux autres traitements. Bien que cette méthode de traitement s'avère souvent très efficace, elle demeure très controversée.

On donne au client un anesthésique et un relaxant musculaire. Puis, on envoie une décharge électrique au cerveau qui provoque une petite convulsion. Presque toutes les personnes qui ont subi des électrochocs perdent la mémoire de ce qui s'est passé immédiatement avant ou pendant le traitement. Certaines personnes perdent la mémoire de tranches importantes de leur vie.

Avant de décider si les électrochocs ou tout autre traitement de problèmes de santé mentale vous conviennent, renseignez-vous sur leurs avantages et leurs effets secondaires.

Soutien plus intensif et spécialisé

8

Les personnes ayant des problèmes graves et continuels de santé mentale ont accès à diverses formes de soins spécialisés pouvant répondre à de nombreux besoins complexes.

Équipes de traitement communautaire dynamique

Comprenant souvent jusqu'à dix membres, les équipes de traitement communautaire dynamique peuvent se composer du personnel suivant : psychiatre, psychologue, infirmière psychiatrique, travailleur social, pair (quelqu'un atteint du même problème et qui vous offre son soutien), chargé de cas, ludothérapeute, spécialiste en toxicomanie et ergothérapeute (qui vous aide à accomplir vos tâches quotidiennes). Certains membres sont associés à un hôpital, alors que d'autres sont établis dans la collectivité et peuvent travailler en collaboration avec un hôpital situé près du domicile de leurs clients.

Les équipes de traitement communautaire dynamique offrent un soutien et une gestion intensive de cas aux personnes atteintes de problèmes graves et continuels de santé mentale (p. ex., personnes hospitalisées à plusieurs reprises qui ont besoin d'aide pour prendre leurs médicaments, trouver un appartement ou faire appel aux services de soutien comme les programmes d'aide à l'emploi). Les membres de ces équipes rencontrent souvent leurs clients chaque jour dans leur milieu (p. ex., leur domicile ou un café). Ils offrent des services pendant une longue période de temps ; les clients reçoivent des soins et du soutien assidus du même groupe de fournisseurs de soins de santé.

La plupart du temps, vous pouvez avoir recours aux services d'une équipe de traitement communautaire dynamique auprès d'un organisme de santé mentale. Comme bon nombre d'autres services, ces équipes sont situées principalement dans les villes et grandes collectivités.

Gestion de cas intensive

Une gestion de cas intensive offre un type de soutien similaire à celui des équipes de traitement communautaire dynamique, à la différence que ce sont surtout des infirmières et des travailleurs sociaux qui prodiguent seuls les soins aux clients. Les chargés de cas voient régulièrement leurs clients pour coordonner les soins et services dont ils ont besoin. Ainsi, ils peuvent offrir plus de soutien aux clients que les services en consultations externes.

8 Services spécialisés en consultations externes dans des établissements psychiatriques

Ces services comprennent des programmes intensifs spéciaux, des services de réadaptation destinés aux personnes atteintes de problèmes graves et chroniques (prolongés), un soutien communautaire offert par l'entremise de chargés de cas et parfois des programmes de jour. Les clients peuvent participer à des groupes éducatifs ou recevoir de l'aide pour prendre leurs médicaments. Au sein des programmes de jour, on peut surveiller s'ils prennent bien leurs médicaments et on peut même en faire la distribution.

DS DÉFI : De nombreux intervenants en santé mentale n'ont pas de formation spécialisée pour faire face à certains types de problèmes ou de besoins. Ils manquent entre autres de formation pour traiter les personnes ayant plus d'un problème à la fois tels que :

• un problème de santé mentale jumelé à une toxicomanie (trouble concomitant) ;
• un problème de santé mentale jumelé à un trouble du développement (double diagnostic) ;
• un problème de santé mentale jumelé à un handicap physique.

Certains travailleurs de la santé pourraient aussi manquer de formation pour venir en aide aux différents groupes de la société, comme : les enfants ou les personnes âgées ; les groupes ethniques ; les lesbiennes, bisexuels, homosexuels, transgenderistes et transsexuels ; les personnes dont les besoins ne sont pas comblés par les services actuels (p. ex., personne qui n'est pas totalement autonome, mais qui n'a pas besoin de vivre dans un foyer).

SUGGESTIONS : Vous avez habituellement deux choix principaux lorsque vous recherchez des services spécialisés : vous pouvez faire appel à un hôpital ou à un organisme de services de santé ou vous pouvez communiquer avec un organisme qui dessert votre communauté (p. ex., organisme pour immigrants ou réfugiés, ou pour personnes ayant reçu un double diagnostic).

8

Les services spécialisés ne sont pas très courants. Vous avez donc plus de chances d'obtenir des services d'un organisme desservant l'ensemble de la population. Même si l'intervenant qui vous aide n'a pas de formation spécialisée, il aura souvent une certaine expérience auprès de personnes provenant de divers milieux ou cultures. Si vous recherchez des services de santé mentale au sein d'un tel organisme, vous voudrez peut-être demander s'il offre le type de consultations, de programmes ou d'expertise dont vous avez besoin (p. ex., un interprète culturel, un programme de troubles concomitants pour personnes ayant un problème de santé mentale et une toxicomanie ou des services aux jeunes). Si vous communiquez avec un organisme communautaire, son personnel pourra peut-être vous offrir du counseling non structuré ou vous orienter vers un organisme de santé mentale.

Services de psychiatrie légale

Les personnes aux prises avec un problème de santé mentale et qui ont des démêlés avec la justice peuvent être placées dans des établissements de psychiatrie légale ou être inscrites à un programme communautaire, moyennant certaines conditions.

Les personnes qui ont commis des infractions non violentes ou à faible risque (méfaits ou petits vols) peuvent être admises à des programmes de déjudiciarisation. Mis sur pied par les tribunaux, ces programmes ont pour but de rediriger les clients vers des services de santé mentale et de soutien pour leur éviter l'incarcération ou un dossier criminel.

Vous-même ou un ami, parent ou avocat de la défense (ou avocat de service si vous n'avez pas d'avocat) pouvez faire appel à un programme de déjudiciarisation. De nombreux tribunaux mettent à votre disposition des intervenants pour vous aider à vous orienter dans le système judiciaire. Ces personnes aident à faire progresser votre dossier et s'assurent que des solutions de rechange à l'incarcération sont envisagées. Elles peuvent également vous aider à obtenir un logement supervisé.

8

Les clients en psychiatrie légale peuvent également bénéficier des programmes de traitement communautaire dynamique, services de soutien communautaire et autres services de santé mentale offerts dans la collectivité, ou encore recevoir des services spécialisés dans certains hôpitaux.

> Pour de plus amples renseignements sur les programmes de déjudiciarisation, communiquez avec un organisme communautaire de santé mentale ou un bureau d'Aide juridique Ontario, en appelant le 416 979-1446 à Toronto ou, sans frais, le 1 800 668-8258.

Soins à domicile

Les gestionnaires de cas, travailleurs communautaires, travailleurs sociaux, infirmières psychiatriques, ergothérapeutes et autres intervenants en santé peuvent se rendre chez vous et vous aider dans vos activités quotidiennes (p. ex., courses, gestion financière). Ils peuvent apporter du soutien à votre famille et à vos amis tout en vous aidant à maximiser vos forces. Les membres des équipes de traitement communautaire dynamique peuvent également faire des visites à domicile. *(Voir la section Équipes de traitement communautaire dynamique, p. 69.)*

CENTRES D'ACCÈS AUX SOINS COMMUNAUTAIRES (CASC)

Les centres d'accès aux soins communautaires sont un type d'organisme communautaire qui fournit des soins à domicile. Ils sont 43 à l'échelle de la province à offrir des soins de santé et des services de soutien personnel, dont des soins à domicile pour les personnes dont la mobilité est réduite. Des gestionnaires de cas évaluent en premier lieu les types de services dont le client a besoin et à quelle fréquence. Selon les besoins du client, ils peuvent assigner une infirmière, un travailleur social, un ergothérapeute, un physiothérapeute, un nutritionniste, une personne chargée d'effectuer des tâches quotidiennes (bain, ménage, habillement...) ou un autre type d'intervenant.

8

N'importe qui — parent, ami, fournisseur de soins, professionnel de la santé — peut recommander quelqu'un à un centre d'accès aux soins communautaires. Vous pouvez même vous y présenter seul. Les services offerts par ces centres varient cependant selon les régions. Là où les CASC sont limités ou tout simplement non existants, vous aurez à faire appel à d'autres formes de soutien.

Pour trouver le numéro de téléphone du CASC le plus proche de chez vous, communiquez avec le ministère de la Santé et des Soins de longue durée, en appelant le 416 314-5518 à Toronto ou, sans frais, le 1 -800 268-1154.

DS **DÉFI** : Lorsque les programmes n'offrent pas de visites à domicile, et qu'il faut se déplacer, le transport peut s'avérer problématique. C'est souvent le cas des personnes vivant dans des régions isolées, des collectivités rurales, des petites villes ou des réserves indiennes, des personnes ayant un handicap physique ou un trouble du développement, des personnes qui ne parlent pas l'anglais et des personnes ayant un faible revenu.

SUGGESTIONS : Il arrive que des soins à domicile soient offerts. En cas d'urgence, appelez un service d'écoute téléphonique 24 heures sur 24. (Ces services figurent dans les premières pages de l'annuaire téléphonique.) Vous pouvez également composer le 911 si vous craignez pour votre sécurité ou celle d'autrui.

Si vous recevez des prestations du Programme ontarien de soutien aux personnes handicapées, vérifiez si votre couverture inclut le transport pour les rendez-vous médicaux ou les cours de formation professionnelle. Vous pouvez également vous renseigner sur les groupes de soutien sur Internet.

8

En cas d'urgence ou de crise

9

Qu'entend-on par urgence ou crise ?

Une crise est une période de danger ou de grande difficulté. En règle générale, vous reconnaîtrez une crise à votre incapacité de composer avec une situation et à votre sentiment de perte de contrôle. Vous pourriez avoir, par exemple, de la difficulté à dormir, manger, vous concentrer ou accomplir vos tâches quotidiennes à la maison, au travail ou à l'école. Ou encore vous pourriez avoir connu un revers de situation ou vous demander si vous pouvez continuer ainsi. Si vous mettez à exécution vos pensées suicidaires — vous couper les veines par exemple — vous vivez une situation d'urgence.

La perte de votre logement, des ennuis financiers, la préoccupation du bien-être de votre enfant et l'aggravation d'une situation difficile non résolue peuvent tous déclencher une situation de crise. Une situation qu'une personne considère difficile peut être considérée comme une crise par une autre, selon son réseau de soutien et la façon dont elle interprète et gère le problème.

Certaines personnes ne montrent aucun signe qu'elles sont en état de crise, alors que d'autres ne peuvent pas le cacher. Leur comportement peut changer, et leur esprit peut être flou.

LE SUICIDE

Certaines personnes peuvent avoir des pensées suicidaires et même avoir tenté de se suicider. Leur vie peut sembler si désespérée qu'elles voient la mort comme leur seule porte de sortie.

Les femmes sont plus nombreuses à tenter de se suicider que les hommes, même si les méthodes utilisées par ces derniers réussissent plus fréquemment. Le suicide semble être plus courant chez les personnes atteintes de dépression grave, de trouble bipolaire (autrefois appelé psychose maniaco-dépressive) de schizophrénie et de toxicomanie, chez les personnes ayant un faible réseau de soutien, chez les Inuits vivant dans le grand Nord et chez les jeunes lesbiennes, homosexuels, bisexuels, transsexuels et transgenderistes qui peuvent éprouver des difficultés d'identité sexuelle et souffrir de préjugés et de discrimination.

Une intervention d'urgence — agir pour aider une personne en situation de crise — consiste à dispenser un traitement et du soutien dès que possible après avoir pris connaissance de la détresse d'une personne. *(Pour en savoir plus sur la préparation d'un plan d'urgence et l'hospitalisation d'une personne, voir Passez à l'action, au Chapitre 12, p. 118.)*

9 En cas d'urgence, faites le 911.

Types de services d'urgence en cas de crise

Voici quelques façons d'obtenir de l'aide en situation de crise.

SERVICES D'URGENCE DES HÔPITAUX

Vous pouvez vous rendre au service d'urgence d'un hôpital. Cependant, à moins que vous ne soyez une menace pour vous-même ou pour autrui, le personnel (médecin ou infirmière) de l'hôpital pourrait vous suggérer de retourner chez vous ou d'aller chez un parent ou un ami tant et aussi longtemps que vous n'y serez pas seul.

L'admission à l'hôpital est un choix personnel. Certaines personnes considèrent l'hôpital comme étant un milieu stressant où elles sont séparées de leur réseau de soutien habituel et où elles doivent se soumettre à des règles et à des programmes structurés. *(Pour de plus amples renseignements sur l'obtention d'une évaluation aux services d'urgence des hôpitaux, voir au Chapitre 3, p. 27.)*

QR **QUESTION** : Quand une personne doit-elle être hospitalisée ?

RÉPONSE : Habituellement, on recommande l'hospitalisation lorsque les services en consultations externes ne comblent pas adéquatement les besoins du client ou ne l'aident pas à relever les défis de sa vie quotidienne.

L'hospitalisation peut vous convenir. Vous y êtes entouré de soutien et vous n'avez pas de responsabilités. On peut évaluer si vous avez besoin de médicaments ou, si vous en prenez déjà, on peut en observer les effets secondaires possibles.

Si toutefois vous avez un réseau de soutien dans la collectivité, il peut être préférable d'éviter l'hospitalisation tant que vous vous sentez en sécurité. L'hospitalisation peut perturber votre vie. Vous pourriez avoir de la difficulté à maintenir vos contacts sociaux ou à régler des questions financières ou de logement. Il peut aussi vous arriver d'être hospitalisé contre votre gré. *(Voir l'Annexe C.)*

Les clients non hospitalisés ont à leur disposition toute une gamme de programmes. Dans des périodes particulièrement difficiles, les rendez-vous fixés d'avance, à intervalles réguliers, peuvent s'avérer utiles.

9

Q R **QUESTION** : Si je devais être hospitalisé, ce serait pour combien de temps ?

RÉPONSE : Étant donné le nombre restreint de lits offerts dans toute la province et les efforts déployés pour offrir du soutien dans la collectivité, seules les personnes atteintes de graves problèmes sont généralement hospitalisées, et ce, pendant un court séjour d'un maximum de deux semaines.

UNITÉS ET SERVICES D'URGENCE MOBILES

Une unité d'urgence mobile peut venir en aide à une personne au téléphone ou à domicile. Un intervenant évalue la situation, aide à calmer l'état de crise et décide de la meilleure façon de composer avec la situation. Tous les clients — nouveaux et déjà inscrits — reçoivent, si besoin est, une consultation psychiatrique. Ils sont évalués et traités sur-le-champ et sont dirigés vers d'autres services.

Tout comme de nombreux autres services de santé, les unités d'urgence mobiles sont surtout offertes dans les villes et grandes collectivités. Cependant, leur nombre a été augmenté pour mieux desservir les régions rurales. Les services qu'elles offrent peuvent varier.

9

Pour joindre une unité d'urgence mobile, faites le 911 ou communiquez avec votre hôpital local, un organisme communautaire de santé mentale ou un centre d'accès aux soins communautaires.

LIGNES D'ÉCOUTE TÉLÉPHONIQUE POUR PERSONNES EN ÉTAT DE CRISE

Ces lignes sont en service 24 heures sur 24 si vous désirez parler à quelqu'un. C'est un service gratuit et anonyme qui offre du counseling et des renseignements. Les conseillers à qui vous parlez doivent garder vos propos confidentiels. Des bénévoles dûment formés dirigent habituellement ces services de soutien téléphonique.

Il existe différents types de lignes pour différentes clientèles, par exemple les jeunes, les femmes victimes d'agression, les victimes de viol et les personnes suicidaires. Les lignes disponibles en dehors des grandes villes sont une source importante de soutien et leur personnel peut orienter les appelants vers des services locaux.

> Vous pouvez trouver les numéros d'urgence dans les premières pages de votre bottin téléphonique ou auprès de votre centre d'information communautaire. Pour obtenir le numéro de téléphone d'un centre d'information communautaire ou d'une ligne d'écoute téléphonique près de chez vous, faites le 211 à Toronto ou le 416 397-4636 à l'extérieur de Toronto. (Voir la liste des lignes d'écoute téléphonique à l'Annexe A.)

MAISONS D'HÉBERGEMENT ET REFUGES

Les refuges et maisons d'hébergement offrent un logement sécuritaire et temporaire où vous pouvez vivre pendant une crise. Leur personnel peut vous donner des conseils et du soutien. Les refuges et maisons d'hébergement s'adressent souvent à des groupes en particulier comme les femmes seules, les femmes et leurs enfants, les hommes seuls et les jeunes. Ils peuvent également offrir des services d'aide au logement, du counseling et d'autres formes de soutien, en plus d'offrir un lit et des repas. *(Voir Logement, au Chapitre 11, p. 105.)*

9

Nota : Certains endroits ont comme politique de refuser les personnes ayant un problème de santé mentale ou de toxicomanie.

> Pour obtenir une liste des refuges et maisons d'hébergement pour les femmes victimes de violence dans votre localité, consultez le site Web, www.shelternet.ca.

> Pour obtenir des renseignements sur les centres de détresse en Ontario, consultez le site Web www.dcontario.org (en anglais seulement), et pour les centres de crise, consultez le site Web http://crisis.vianet.on.ca.

REPAS ET REFUGE

Le programme Out of the Cold a vu le jour il y a plus de 15 ans à Toronto. Il offre abri, repas et vêtements chauds aux personnes sans abri et ayant un faible revenu pendant les mois les plus froids et, dans certains cas, l'année durant. Toronto a environ 40 programmes Out of the Cold avec hébergement et plus de 20 programmes de repas. Ce programme existe également dans environ sept autres villes de la province.

Des banques alimentaires, cuisines communautaires et autres services alimentaires sont également offerts dans certaines collectivités, aux personnes dans le besoin.

Pour savoir où se trouvent les programmes Out of the Cold à Toronto, appelez le 416 782-0122. Ou consultez son site Web, www.ootcrc.com.

9

Soutiens communautaires

10

Les soutiens communautaires englobent aussi bien des groupes d'entraide (dans le cadre desquels des personnes ayant des problèmes semblables s'aident et se soutiennent mutuellement) que le soutien offert par des intervenants communautaires et les lignes d'écoute téléphonique. Examinons plus en détail certains de ces soutiens communautaires. *(Pour de plus amples renseignements, voir le Chapitre 8 : Soutien plus intensif et spécialisé, p. 69.)*

Initiatives pour utilisateurs-survivants

Les personnes aux prises avec un problème de santé mentale ou qui ont déjà eu recours à des programmes ou services de santé mentale se considèrent parfois comme des utilisateurs-survivants. En fonction de leurs expériences, certaines personnes pensent qu'elles ont « survécu » à un problème de santé mentale alors que d'autres pensent avoir survécu au système de santé mentale.

Les initiatives destinées aux utilisateurs-survivants sont dirigées par des personnes qui ont ou ont eu recours au système de santé mentale. Elles ont été créées comme une formule de rechange aux services habituels de santé mentale. L'information, l'éducation et le soutien offerts sont fournis par des personnes qui ont vécu des situations semblables. Ces initiatives offrent également des activités sociales et récréatives et des possibilités d'emploi dans des entreprises non traditionnelles.

Ces programmes peuvent vous aider à fonder votre propre entreprise, à vous renseigner sur le problème de santé mentale qui vous touche et à devenir défenseur des intérêts des personnes dans votre situation. Un défenseur est une personne qui lutte pour une cause, comme l'amélioration des services offerts à un groupe de personnes ayant un problème de santé mentale en particulier.

L'Initiative ontarienne de développement favorisant l'aide entre pairs (OPDI) offre du soutien et de la formation aux groupes et organismes d'utilisateurs-survivants en Ontario. Les initiatives pour utilisateurs-survivants offrent des services dans plusieurs domaines comme l'entraide et le soutien des pairs, le démarrage et l'expansion d'entreprises, la production des connaissances et la formation professionnelle, la défense des intérêts, l'éducation publique, l'éducation professionnelle, et les activités artistiques et culturelles.

> Pour obtenir le nom et le numéro de téléphone d'un programme pour utilisateurs-survivants (p. ex., groupe d'entraide, entreprise dirigée par des utilisateurs, programme d'autonomie sociale) près de chez vous, communiquez avec l'OPDI, anciennement l'Initiative d'élaboration de programmes pour les consommateurs(trices) et les survivants(antes), en appelant le 416 484-8785 à Toronto ou, sans frais, le 1 866 681-6661. Ou consultez son site Web, www.opdi.org (personnel anglophone uniquement).
>
> **10**
>
> Pour acquérir de l'expérience professionnelle, communiquez avec l'Ontario Council of Alternative Businesses (OCAB). *(Pour de plus amples renseignements sur cet organisme, voir la section Types d'emplois, au Chapitre 11, p. 92.)*

Services communautaires de santé mentale

Les services de santé mentale offerts dans la collectivité peuvent être dispensés par des organismes de santé mentale, clubhouses, centres de jour ou cliniques de santé communautaire.

ORGANISMES DE SANTÉ MENTALE

L'Association canadienne pour la santé mentale (ACSM) est l'un des plus grands organismes de santé mentale de la province. Sa division provinciale comprend 33 bureaux régionaux. Ces bureaux constituent un bon point de départ pour connaître les services et ressources offerts dans votre localité.

Le personnel de l'ACSM vous orientera vers d'autres centres de santé mentale de votre région en plus de vous offrir des services de counseling, de gestion de cas et de logement, des clubhouses, des groupes de soutien aux personnes touchées par le deuil, de l'information et des équipes de traitement communautaire dynamique. Il peut également coordonner vos soins et vous offrir du soutien quotidien.

> Pour trouver le bureau de l'ACSM le plus près de chez vous, communiquez avec le bureau central de la division de l'Ontario, en appelant le 416 977-5580 à Toronto ou, sans frais, le 1 800 875-6213. Ou consultez son site Web, www.ontario.cmha.ca.

> Communiquez avec le centre local d'information communautaire pour trouver les soutiens et services de votre localité.

CLUBHOUSES

Les clubhouses sont des endroits où les personnes atteintes de graves problèmes de santé mentale peuvent éprouver un sentiment d'appartenance à un réseau et à la collectivité. Les membres socialisent entre eux, acquièrent des compétences et collaborent au fonctionnement quotidien du club. Ils préparent les repas, s'occupent de l'entretien ou accomplissent des tâches administratives ou autres. Certains clubhouses offrent également des programmes d'emplois de transition ou de logements supervisés.

10

Les clubhouses diffèrent des autres services de santé mentale en ce sens que les utilisateurs-survivants dirigent le club de concert avec le personnel, au lieu d'y recevoir uniquement des services.

Pour accéder aux clubhouses, informez-vous auprès de l'Initiative ontarienne de développement favorisant l'aide entre pairs, du bureau local de l'ACSM ou d'autres fournisseurs de services de santé mentale. Progress Place, le premier et le plus important clubhouse au Canada, donne la liste d'autres clubhouses de l'Ontario sur son site Web, www.progressplace.org.

CENTRES DE JOUR

Les centres de jour se concentrent plus sur les activités sociales et récréatives que sur l'expérience de travail. Ils peuvent offrir des programmes structurés comme des cours d'artisanat, des activités récréatives, des repas et des séances d'éducation. Les clients peuvent également venir y prendre un café, faire une pause, jouer à un jeu de société, rencontrer des amis, utiliser le téléphone ou l'ordinateur, et dans certains cas, prendre une douche ou faire leur lessive. Certains centres offrent également des services de counseling.

Groupes d'entraide

Les groupes d'entraide, ou d'aide mutuelle, sont composés de personnes ayant le même genre de préoccupation ou de problème de santé mentale (p. ex., violence, deuil, toxicomanie, dépression). Le problème peut également toucher un membre de leur famille. Ces groupes sont habituellement ouverts, c'est-à-dire que les gens peuvent s'y joindre et les quitter à tout moment. Des utilisateurs-survivants ou des membres de leur famille qui connaissent le système de santé mentale dirigent généralement le groupe. De nombreuses personnes trouvent enrichissant de partager bénévolement avec les autres ce qu'elles ont appris.

Les membres se réunissent généralement lors de réunions informelles où ils donnent et reçoivent du soutien et où ils échangent des renseignements et des idées sur la façon d'aborder et de régler des problèmes. L'objectif de ces réunions est d'atténuer son sentiment d'isolement en échangeant ses expériences avec des personnes qui comprennent ce que l'on vit. Ces groupes sont gratuits, confidentiels et anonymes.

10

Vous pouvez également vous joindre à des groupes d'entraide sur l'Internet où vous pourrez donner et recevoir du soutien, discuter d'enjeux et de problèmes et échanger de l'information. Vous pouvez garder plus facilement votre anonymat puisque vous ne rencontrez pas les personnes avec qui vous conversez. Et en plus, vous n'avez pas à vous déplacer. Les personnes vivant dans des régions éloignées ou atteintes d'un handicap physique peuvent participer facilement à ces groupes. Il faut cependant faire preuve de prudence. Vous ne pouvez pas être assuré de la justesse de l'information que vous recevez sur Internet, ni du sérieux et de l'honnêteté des personnes avec qui vous parlez.

Votre association locale de santé mentale, votre service communautaire de santé mentale et votre médecin pourront vous renseigner sur les groupes d'entraide dans votre localité. Consultez également les annonces dans les journaux. Les bureaux locaux d'organisations provinciales situés à Toronto offrent parfois des services de santé mentale élargis (p. ex., conférences et groupes) aux gens de la région qui peuvent se déplacer.

Pour vous joindre à un groupe d'entraide sur la dépression ou le trouble bipolaire, communiquez avec la Mood Disorders Association of Ontario, en appelant le 416 486-8046 à Toronto ou, sans frais, le 1 888 486-8236. Pour faire partie d'un groupe d'entraide sur la schizophrénie, communiquez avec la Schizophrenia Society of Ontario, en appelant le 416 449-6830 à Toronto ou, sans frais, le 1 800 449-6367.

10

Pour former votre propre groupe d'entraide, résoudre un problème collectif ou aider quelqu'un à s'aider lui-même, communiquez avec le Centre de ressources des groupes d'entraide de l'Ontario (OSHNET), en appelant le 416 487-4355 à Toronto ou, sans frais, le 1 888 283-8806 (personnel anglophone seulement).

Traitement des problèmes
liés à l'usage d'alcool et d'autres drogues

La plupart des gens qui boivent de l'alcool ou qui utilisent des drogues ne développent pas nécessairement une dépendance à ces substances. Mais pour certains, cela devient un problème. De nombreuses personnes traitées pour des problèmes liés à l'usage d'alcool ou d'autres drogues ont également des problèmes de santé mentale.

Le traitement repose habituellement sur un modèle d'abstinence ou de réduction des méfaits. Les programmes d'abstinence exigent que les clients cessent d'utiliser toute drogue (alcool ou autre) à la source de leur problème. Les programmes de réduction des méfaits offrent un plus grand éventail d'options. Vous pouvez décider de ne pas cesser complètement votre usage, mais plutôt de le réduire et de faire un usage plus approprié de la drogue, par exemple ne pas conduire lorsque vous buvez. La réduction des méfaits est considérée comme un point de départ pour les gens qui ne se sentent pas prêts à modifier totalement leur comportement.

Vous pouvez recevoir un traitement au sein de la collectivité par l'entremise de counseling offert en journée ou en soirée, ou en prenant part à un programme de jour (vous vous rendez à un centre de traitement habituellement trois fois par semaine, pendant une période de plusieurs semaines). Vous pouvez également être traité en établissement dans un centre de traitement. Le traitement en établissement résidentiel peut être de courte durée (jusqu'à un mois) ou de longue durée (de six semaines à six mois environ).

10

Les groupes d'entraide et autres groupes de soutien peuvent vous offrir un appui supplémentaire, notamment les Alcooliques Anonymes (AA) et les Joueurs Anonymes (JA). Les familles et amis qui sont touchés par le problème de toxicomanie peuvent également faire partie d'un groupe de soutien mutuel comme les groupes Al-Anon (pour les membres de la famille d'une personne ayant des problèmes liés à l'usage d'alcool) et les Co-Anon (pour les membres de la famille d'une personne ayant des problèmes liés à l'usage de cocaïne). Des groupes de soutien visent certains groupes d'âge, comme les jeunes et les personnes âgées, ou certains groupes culturels et linguistiques, mais vous êtes plus susceptibles de trouver ces groupes dans les villes ou des collectivités plus importantes.

De plus en plus, les programmes de santé mentale et de toxicomanie traitent les personnes aux prises avec un problème de santé mentale et de toxicomanie (appelés troubles concomitants). Certains centres communautaires de santé mentale, organismes de traitement de la toxicomanie et hôpitaux offrent des services pour les troubles concomitants.

Pour connaître les services de traitement des problèmes liés à l'usage d'alcool et d'autre drogues qui peuvent faire une évaluation de votre problème, communiquez avec Drogue et alcool — Répertoire des traitements (DART), en appelant sans frais le 1 800 565-8603. Ou consultez son site Web, www.dart.on.ca.

Vous pouvez trouver les centres de traitement de la toxicomanie dans les pages jaunes de votre annuaire sous la rubrique « Addictions » (dépendances), ou encore, communiquez avec le programme d'aide aux employés ou aux familles (PAE et PAEF) à votre travail, si votre employeur en offre un.

Pour en savoir plus sur les drogues et leurs effets, appelez la ligne d'information sur les drogues et l'alcool du CTSM, en service 24 heures sur 24, au 416 595-6111 à Toronto ou, sans frais, au 1 800 463-6273. Des messages enregistrés en de nombreuses langues différentes traitent de diverses drogues. Vous pouvez recevoir par la poste des feuillets d'information correspondants.

Le CTSM offre des services de traitement des problèmes liés à l'usage d'alcool et d'autres drogues à des populations diversifiées, y compris les femmes, les jeunes, les lesbiennes, homosexuels, bisexuels, transgenderistes et transsexuels, ainsi que les Autochtones et les jeunes Afro-canadiens et des Caraïbes. Pour de plus amples renseignements, appelez le 416 535-8501.

10

Centres d'information communautaire

L'Ontario compte environ 30 centres d'information communautaire. Ces centres procurent des renseignements sur une vaste gamme de services offerts dans votre région (services communautaires, garderies, soins de santé, immigration, habitation à loyer modique, agression sexuelle, organismes de santé mentale, nouveaux arrivants et services gouvernementaux).

Pour trouver un centre d'information communautaire près de chez vous, composez le 211 à Toronto ou le 416 397-4636 à l'extérieur de Toronto. Ou consultez le site Web du 211, www.211toronto.ca.

10

Se rétablir
et rester en bonne santé **11**

Lorsqu'une personne reçoit un diagnostic de problème de santé mentale, elle peut avoir l'impression que sa vie va changer à jamais ou que son problème perturbe son travail, ses études ou sa vie familiale. Elle peut se sentir incapable d'assumer des responsabilités ou de prendre part à des activités. Ce sont des émotions normales et compréhensibles. Un soutien et un traitement efficace peuvent cependant permettre à bien des personnes de reprendre leur vie, responsabilités et activités normales.

Pour réussir à apporter des changements à sa vie, il faut avant tout se fixer des objectifs et des priorités. Le choix d'objectifs et de priorités est une chose personnelle qui varie d'une personne à l'autre. Fixez-vous des objectifs qui vous stimuleront et donneront un sens à votre vie ; trouvez une raison d'être à ce que vous faites ; prenez quelques risques, sans vous sentir dépassé. Établissez la limite du stress que vous pouvez endurer et sachez quand vous devez ralentir le rythme. Il est parfois difficile de trouver le bon équilibre, mais c'est possible. Le rétablissement est un processus graduel.

Il est utile de discuter de vos objectifs avec votre famille, psychiatre ou autre professionnel de la santé, comme un travailleur social ou un gestionnaire de cas. Les travailleurs sociaux ou gestionnaires de cas peuvent vous orienter vers d'autres organismes et services, communiquer avec votre famille et les autres fournisseurs de soins et surveiller vos progrès. Les autres ont comme tâche de vous aider à avoir la meilleure qualité de vie possible dans la collectivité. Ça peut vouloir dire de vous aider à trouver un logement, une école, un travail, des activités sociales ou des soins médicaux, ou encore à régler des questions financières ou à faire face à d'autres épreuves.

Famille et amis

La présence d'être chers — famille, amis, peut-être de collègues de travail — ou la compagnie d'un animal domestique est une partie importante du rétablissement. Leur soutien peut s'avérer une grande source de réconfort. Il est aussi normal de vouloir parler à une personne qui nous est étrangère, comme un thérapeute.

C'est à vous de juger. Les personnes qui ne vous écoutent pas ou qui vous critiquent ou vous dévalorisent ne vous sont d'aucun soutien. Avez-vous dans votre vie des personnes qui peuvent vous soutenir ? Les relations que vous entretenez sont-elles uniquement des relations de soutien ou avez-vous plaisir à être en leur compagnie ? Votre ami ou parent désire-t-il vous apporter un soutien ?

Activités sociales et récréatives

Faire de l'exercice ; aller au cinéma ; aller au restaurant avec des amis ; prendre un bain moussant ; faire la cuisine ; admirer les nuages ; boire une tisane ; avoir un hobby ; faire du bénévolat. Ce ne sont là que quelques exemples d'activités peu coûteuses que vous pouvez faire seul ou en compagnie d'un ami pour vous sentir mieux !

En voici d'autres :

- Demandez à votre organisme local de santé mentale (comme l'Association canadienne pour la santé mentale) de vous donner la liste de centres sociaux et récréatifs de jour.
- Informez-vous des programmes qu'offrent les centres communautaires et le service des parcs et loisirs de votre localité.

11

- Votre journal communautaire vous donnera le nom des groupes sociaux ou des associations qu'offre votre communauté ethnoculturelle.
- Consultez l'Internet ou votre journal communautaire pour trouver les activités gratuites offertes dans votre ville ou collectivité.
- Visitez les attractions touristiques de votre région, comme les routes pittoresques, les sites historiques ou les musées.
- Participez à des organisations locales de sport amateur.
- Prenez part à des activités spirituelles — assister aux services d'une église, d'une synagogue, d'une mosquée, d'un temple ou de toute autre confession religieuse. Vous pouvez également essayer la méditation, le yoga, le tai-chi, le karaté, la rédaction d'un journal intime, l'apprentissage du tambour, la peinture, la prière, ou les promenades dans la nature.
- Découvrez votre côté artistique. Informez-vous sur les cours offerts par les collèges communautaires, écoles des beaux-arts, conseils scolaires, centres communautaires (parfois même les programmes de consultations externes des hôpitaux).

L'hôpital peut avoir un ludothérapeute qui peut évaluer vos besoins récréatifs et sociaux et vous aider à dresser un plan pour combler ces besoins. Si, par exemple, vous vous sentez seul ou isolé, ce thérapeute pourra vous organiser des activités sociales.

Emploi

Nous avons tous besoin — et méritons tous — l'estime de soi qui découle de l'accomplissement de quelque chose de valorisant, qu'il s'agisse d'un passe-temps, d'une activité récréative ou encore d'un travail bénévole ou rémunéré. C'est ce qui donne un sens à notre existence, nous met en contact avec des gens et, si nous avons de la chance, nous permet de subvenir à nos besoins.

11

Notre société valorise beaucoup le travail. La première question que posent généralement les gens au premier contact est : « Que faites-vous ? » C'est notre façon de juger autrui et, souvent, de nous identifier.

L'absence de travail peut décourager et causer un stress financier. Les personnes sans emploi peuvent même en venir à douter de leurs compétences et à perdre confiance en elles.

Certaines personnes qui ont un problème de santé mentale se rétablissent complètement et reprennent leur travail. D'autres n'ont pas besoin de quitter leur emploi et poursuivent leurs activités professionnelles. D'autres ont un problème plus grave et constant qui entraîne des conséquences les empêchant de travailler comme la perte de confiance en soi, le manque de concentration, la perte de mémoire, l'anxiété, l'agitation et la fatigue. Ces difficultés sont parfois des symptômes de la maladie mentale, parfois des effets secondaires de leurs médicaments.

Il se peut que les personnes ayant plus d'un problème (toxicomanie ou handicap intellectuel ou physique jumelé à un problème de santé mentale) trouvent ou conservent plus difficilement un emploi valorisant. De plus, elles font souvent face à de la discrimination.

TYPES D'EMPLOIS

Par emploi, on entend un travail à temps plein, à temps partiel, ou encore occasionnel (travail non prévu et sans horaire régulier), un travail autonome ou encore du bénévolat pour acquérir de l'expérience et de la confiance dans un domaine qui intéresse.

Le bénévolat est souvent utile, surtout si vous n'avez pas travaillé depuis longtemps et que vous avez besoin d'expérience récente et de références. Il vous permet également de déterminer si vous avez besoin de plus de formation. Le travail occasionnel est une source de revenu additionnel, par exemple pour les personnes qui reçoivent des prestations d'invalidité du Régime des pensions du Canada ou du Programme ontarien de soutien aux personnes handicapées.

Les entreprises non traditionnelles représentent une autre option. Ces entreprises sont fondées et exploitées entièrement par des utilisateurs-survivants. Les employés peuvent y travailler à temps partiel, avoir

11

un horaire flexible, suivre une formation ou acquérir des compétences sous la supervision d'un mentor (guide et professeur). Ils doivent participer à toutes les facettes de l'entreprise et leur travail est rémunéré en fonction de sa valeur de marché. Le Ontario Council of Alternative Businesses (OCAB) procure du soutien aux groupes d'utilisateurs-survivants qui désirent fonder leur propre entreprise. Les entreprises non traditionnelles emploient plus de 800 personnes aux quatre coins de la province.

> Pour de plus amples renseignements sur les entreprises non tradition-nelles, leur mise sur pied ou perspectives d'emploi, ou pour obtenir les coordonnées de personnes-ressources, communiquez avec l'OCAB, en appelant le 416 504-1693 à Toronto. Ou consultez son site Web, www.icomm.ca/ocab (personnel et site anglophone uniquement.)

> Pour de plus amples renseignements sur les stratégies de développement économique, vous pouvez également communiquer avec l'Initiative onta-rienne de développement favorisant l'aide entre pairs. *(Voir Initiatives pour utilisateurs-survivants, au Chapitre 10, p. 81.)*

RÉDUIRE LE STRESS AU TRAVAIL

Les milieux du travail d'aujourd'hui peuvent contribuer à l'anxiété et à la dépression, en raison de nombreux facteurs comme la précarité d'emploi, la dure compétition, les longues heures de travail et le travail à forfait.

Si vous occupez un emploi, mais craignez que le stress au travail puisse aggraver votre problème de santé, vous pouvez songer à demander des changements dans votre milieu de travail ou votre horaire — c'est ce qu'on appelle des dispositions spéciales. Selon vos besoins, il pourrait s'agir d'avoir un bureau plus calme ou de modifier votre façon de travailler (pauses plus fréquentes, congés pour aller à ses rendez-vous médicaux, responsabilités modifiées, travail à domicile ou supervision ou encadre-ment meilleur). Ces dispositions spéciales sont possibles tant et aussi longtemps que vous pouvez accomplir l'essentiel de votre travail.

11

Si vous travaillez dans une petite entreprise, vous pouvez demander des dispositions spéciales à votre superviseur immédiat. Si vous travaillez dans une grande entreprise, commencez par communiquer avec le service de santé et sécurité ou le programme d'aide aux employés et à leur famille (PAE ou PAEF) de votre employeur. Vous aurez peut-être à dévoiler votre problème de santé mentale. C'est une décision très délicate. Vous devez évaluer l'avantage de nouvelles dispositions contre le risque que votre superviseur vous voit désormais différemment en tant qu'employé ou que personne.

Les PAE et PAEF sont des programmes qu'un employeur offre habituellement gratuitement à ses employés. Ces programmes offrent tout un éventail de services de santé mentale, comme du counseling individuel, familial et conjugal. Ils peuvent également offrir de l'aide aux personnes aux prises avec un problème lié à l'usage d'alcool ou d'autres drogues, des problèmes financiers ou juridiques, un conflit au travail ou avec d'autres difficultés associées au stress.

SOUTIENS À L'EMPLOI

De nombreux programmes de prestations de revenu offrent un soutien à l'emploi qui peut comprendre : encadrement sur place, cours d'informatique et paiement des frais de transport pour assister à cette formation.

- Le **Programme ontarien de soutien aux personnes handicapées** offre du soutien à l'emploi sans que vous receviez nécessairement des prestations. Vous pouvez en profiter lorsque vous travaillez, par exemple si vous avez de la difficulté à conserver votre emploi à cause de votre handicap. Ce soutien peut comprendre la fourniture de matériel spécialisé, une formation pour utiliser ce matériel, des personnes pour interpréter et prendre des notes, une formation, le transport pour assister à la formation et un encadrement sur place.

11

Pour de plus amples renseignements, communiquez avec le bureau local du Programme ontarien de soutien aux personnes handicapées. Ou consultez son site Web, www.cfcs.gov.on.ca/CFCS/fr/programs/IES/OntarioDisabilitySupportProgram/Publications/IES_officeListing.htm.

- **L'Assurance-emploi (A.-E.)** offre à tous les gens qui habitent au Canada les soutiens suivants : utilisation de télécopieurs, de photocopieurs, d'ordinateurs (incluant l'accès à l'Internet) et de banques d'emplois. Certains des bureaux d'A.-E. offrent également du counseling sur l'emploi et des ateliers de préparation de curriculum vitae et de recherche d'emploi.

Pour de plus amples renseignements, communiquez avec Développement des ressources humaines Canada (DRHC) en appelant sans frais le 1 800 206-7218. Vous pouvez obtenir la liste des bureaux de DRHC sur son site Web, www.hrdc-drhc.gc.ca.

- **Ontario au travail (OT)**, anciennement le Programme d'aide sociale générale, exige que vous participiez à une activité du programme, comme le soutien à l'emploi. (Il peut y avoir des exceptions, si vous avez par exemple des enfants d'âge pré-scolaire ou si vous avez un problème de santé.) Le soutien à l'emploi comprend le perfectionnement scolaire, des cours d'anglais langue seconde ou d'autres services pour vous aider à trouver un emploi.

En participant à un programme de soutien à l'emploi d'OT, vous pouvez avoir droit au remboursement de vos frais de garde d'enfants et de transport pour assister au programme.

11

Pour de plus amples renseignements sur ces soutiens, communiquez avec un chargé de cas du programme OT. Pour savoir où se trouve le bureau d'OT le plus proche de chez vous, faites le 211 à Toronto ou le 416 397-4636 à l'extérieur de Toronto. Ou consultez son site Web, www.cfcs.gov.on.ca/CFCS/fr/programs/IES/OntarioWorks/default.htm.

- Le **Programme de réadaptation professionnelle du Régime des pensions du Canada (RPC)** offre toute une gamme de services pour aider les personnes recevant des prestations d'invalidité du RPC à retourner sur le marché du travail. Un spécialiste en réadaptation professionnelle prépare avec vous votre plan de retour au travail. Le programme offre également des services de recherche d'emploi, le remboursement des frais de réadaptation professionnelle et des conseils personnalisés sur vos besoins et objectifs professionnels.

  Pour de plus amples renseignements, communiquez avec Développement des ressources humaines Canada, en appelant sans frais le 1 800 461-3422.

- La **Commission de la sécurité professionnelle et de l'assurance contre les accidents du travail (CSPAAT)**, anciennement la Commission des accidents du travail (CAT), vient en aide aux personnes qui ont subi une blessure au travail ou sont atteintes d'une maladie professionnelle. Ceci peut comprendre :

  – *stress post-traumatique* — réaction vive à un événement traumatisant soudain et imprévu qui est survenu du fait et au cours de l'emploi ;
  – *invalidité psychotraumatique* — problème de santé mentale résultant indirectement d'une blessure ou d'un accident au travail, ou d'un état causé par une blessure survenue au travail.

L'invalidité doit s'être produite dans les cinq ans suivant la blessure ou la dernière intervention chirurgicale. Vous ne pouvez pas recevoir d'indemnités de la CSPAAT pour cause de stress post-traumatique résultant d'une décision ou action de l'employeur, par exemple, votre congédiement, rétrogradation ou mutation.

11

La CSPAAT verse 85 p. 100 de votre revenu net moyen (après retenues) avant l'accident, défraie une partie de vos soins de santé et vous offre de nombreuses mesures de soutien à l'emploi. Ces mesures comprennent des programmes de retour au travail exigeant des changements à votre emploi, des évaluations de réintégration du marché du travail, des programmes d'acquisition de compétences en recherche d'emploi, et de l'aide financière pour des cours d'éducation post-secondaire ou autres.

Pour de plus amples renseignements sur la CSPAAT, appelez le 1 800 387-0750 ou consultez la liste des numéros de téléphone et adresses des bureaux locaux, sur son site Web, www.wsib.on.ca.

Informez-vous sur les soutiens à l'emploi qui existent dans votre région auprès d'un organisme de santé mentale local (p. ex., l'ACSM). Vous pouvez également demander à votre fournisseur de soins de santé de vous orienter vers un programme de soutien à l'employé.

(Pour de plus amples renseignements sur ces programmes, voir Prestations de revenu, au Chapitre 11, p. 110. Pour obtenir des renseignements sur les programmes professionnels, voir Acquisition de compétences, ci-après.)

Acquisition de compétences

C'est entre 15 et 30 ans que de nombreuses personnes développent un problème de santé mentale, au moment où elles terminent leurs études secondaires ou poursuivent des études post-secondaires.

Ces personnes peuvent réussir leurs études comme n'importe qui d'autre, mais leur problème de santé mentale peut entraver leur apprentissage. Elles peuvent par exemple ne pas être bien traitées par d'autres élèves, craindre l'échec, ou éprouver de la fatigue ou de la difficulté avec certains processus cognitifs : concentration, mémoire à court terme, pensée ou discours critique et résolution de problèmes. Certaines personnes peuvent vivre une crise liée à leur état, et qui pourrait interrompre leurs études.

11

DISPOSITIONS SPÉCIALES

Dans les écoles secondaires de l'Ontario, les élèves qui ont des problèmes comportementaux et émotifs peuvent poursuivre leurs études grâce à un plan d'enseignement individualisé. Cependant, les écoles offrent très peu de services aux jeunes aux prises avec des problèmes de santé mentale.

Certains collèges communautaires et universités de la province ont des bureaux où les étudiants aux prises avec des problèmes de santé mentale peuvent obtenir des dispositions spéciales ou du soutien pour les aider à poursuivre leurs études. Les services offerts sont parfois limités. Le nom du bureau varie d'un établissement à l'autre, par exemple : bureau des services aux personnes handicapées, des services d'accessibilité ou des services pour besoins spéciaux.

Ces bureaux peuvent aider les étudiants à obtenir les dispositions spéciales suivantes :

• passer les examens dans une salle séparée de celle des autres élèves ;
• avoir plus de temps pour passer les examens ou rédiger les travaux ;
• abandonner un cours sans pénalisation financière après la date limite officielle.

Les étudiants peuvent également obtenir de l'aide pour avoir accès aux autres services de l'établissement scolaire, comme des services financiers, de tutorat ou de santé mentale. Le bureau des services aux personnes handicapées est ouvert tout au long de l'année scolaire, mais en vous y présentant tôt, vous aurez plus de chance que votre demande de dispositions spéciales soit traitée plus rapidement, si vous traversez une crise.

11

PROGRAMMES D'APPRENTISSAGE ET D'ACQUISITION DE COMPÉTENCES

Certains programmes vous permettent d'améliorer vos compétences et votre confiance en vous.

• Les **programmes d'acquisition de compétences** sont offerts par l'entremise des collèges communautaires et privés, des universités et des services de rattrapage des écoles secondaires. Un centre communautaire ou une bibliothèque peut également offrir ce genre de formation (p. ex., apprentissage de l'informatique pour personnes à faible revenu) ou encore mettre des ordinateurs à la disposition des gens.

- Les **programmes d'études soutenues** aident les personnes aux prises avec des problèmes de santé mentale à se préparer au retour au travail ou aux études. Ce sont souvent les collèges communautaires qui offrent ces programmes, qui peuvent comprendre des cours d'affirmation de soi, de communication, de gestion du stress, ou de matières scolaires.
- Les **programmes de formation professionnelle** vous aident à retourner sur le marché du travail. Ils peuvent vous aider à regagner vos compétences, à reprendre confiance en vous et à trouver un emploi adapté à vos besoins et compétences. Ces programmes offrent également des services d'évaluation et d'orientation professionnelles, de recherche d'emploi et de formation en milieu de travail, ainsi que des tests d'aptitudes (compétences et habiletés).

Programmes de médicaments

Les médicaments utilisés en psychiatrie sont parfois coûteux. Heureusement, il existe différents programmes qui payent la totalité ou une partie de ces coûts. Si vous ne croyez pas avoir les moyens de payer vos médicaments, parlez-en à votre médecin, pharmacien ou chargé de cas. Il pourrait vous donner de bons conseils à ce sujet.

Le gouvernement de l'Ontario ne paie pas automatiquement toutes les ordonnances. Certains médicaments ne sont couverts que pour certains usages. Le bupropion, par exemple, est couvert pour traiter une dépression, mais pas le tabagisme. Vous pourriez avoir à essayer d'abord des médicaments moins chers. S'ils n'ont aucun effet ou s'ils comportent trop d'effets secondaires, vous pourriez alors demander d'être couvert pour un autre médicament plus coûteux.

11

Vous pourriez être admissible aux programmes suivants :

- Le **Programme de médicaments de l'Ontario** paie de nombreux médicaments pour les personnes de 65 ans et plus et pour celles qui reçoivent des prestations d'invalidité ou d'aide sociale. Le programme comprend :
  - *Une franchise* pour les personnes de 65 ans et plus ayant des revenus plus élevés. Vous payez au début de l'année une franchise de 100 $, puis 6,11 $ pour chaque ordonnance exécutée. Le jour de ses 65 ans, toute personne devient automatiquement admissible à cette franchise. Le pharmacien peut soumettre automatiquement les demandes de règlement au gouvernement si vous avez votre carte Santé.
  - *Une quote-part* pour les personnes de 65 ans et plus qui ont un faible revenu et pour les personnes qui reçoivent des prestations du programme Ontario au travail (OT) ou du Programme ontarien de soutien aux personnes handicapées (POSPH). *(Voir p. 110.)* Chaque ordonnance peut être exécutée pour une somme maximale de 2 $. Pour être admissible à la quote-part, votre revenu ou revenu combiné (le vôtre et celui de votre conjoint ou partenaire) doit être inférieur à un certain seuil. Vous trouverez les formulaires de demande de la quote-part à votre pharmacie locale. Si vous avez au moins 65 ans et que vous êtes inscrit au programme, donnez votre numéro de carte Santé à votre pharmacien qui enverra automatiquement toutes vos demandes de règlement au gouvernement. Si vous recevez des prestations d'OT ou du POSPH, vous devrez lui montrer votre carte d'admissibilité aux médicaments.

Pour de plus amples renseignements sur ces programmes, appelez sans frais la Ligne info — personnes âgées, du ministère de la Santé et des Soins de longue durée, au 1 888 405-0405.

- Le **Programme de médicaments Trillium** est un programme du gouvernement provincial visant à aider les personnes qui n'ont aucune assurance médicale, dont l'assurance ne couvre pas tous les médicaments ou qui prennent des médicaments très coûteux, compte tenu de leur revenu. Toute personne qui a une carte Santé de l'Ontario valide peut avoir accès au programme. La franchise (montant initial à payer) varie selon le revenu ou revenu combiné (revenu de la personne et de son conjoint ou partenaire) et le nombre de personnes dans la famille. La franchise équivaut à environ quatre pour cent du revenu net du ménage.

Une fois que vous avez payé la franchise, vous débourserez 2 $ par ordonnance exécutée. Cependant, comme le Programme de médicaments de l'Ontario, ce programme ne couvre pas tous les médicaments. Vous pouvez vous procurer un formulaire de demande à votre pharmacie locale.

> Pour de plus amples renseignements sur le Programme de médicaments Trillium, communiquez avec le ministère de la Santé et des Soins de longue durée, en appelant sans frais le 1 800 575-5386.

- Si vous avez un **régime privé d'assurance-maladie** (p. ex., régime collectif de votre employeur ou de la Croix bleue), vérifiez les médicaments ou le pourcentage de vos coûts couverts pour vous et pour les membres de votre famille.

Votre pharmacien peut ne pas vous facturer les honoraires professionnels de 2 $ pour exécuter l'ordonnance. En allant chercher vous-même vos médicaments, vous pourrez poser à votre pharmacien toutes les questions que vous voulez. Certaines pharmacies assurent gratuitement la livraison à domicile. Faites le tour des pharmacies pour trouver celle qui répond le mieux à vos besoins.

11

Aide juridique

Les lois traitant des droits des clients peuvent être difficiles à comprendre, même pour les personnes qui travaillent dans le réseau de la santé mentale. Divers livrets et brochures ont été conçus pour vous aider à prendre connaissance de vos droits.

• **CLEO** est une clinique d'aide juridique communautaire qui fournit des renseignements en langage simple aux personnes à faible revenu et autres groupes défavorisés. Vous pouvez commander ses publications en français en consultant son site Web, www.cleo.on.ca, ou en appelant le 416 408-4420 (personnel anglophone).

• Obtenez un exemplaire de *Droits et responsabilités : La santé mentale et la loi*, produit par le ministère de la Santé et des Soins de longue durée. Ce guide très détaillé vous aide à comprendre les lois touchant la santé mentale, et est bien plus facile à lire que les textes de lois !

> Vous pouvez consulter le texte intégral de *Droits et responsabilités* sur le site Web de la Commission du consentement et de la capacité, www.ccboard.on.ca. Le ministère fournit plus de renseignements sur son site Web, www.gov.on.ca/health/french.

Vous pouvez communiquer avec des personnes et organismes qui sont prêts à défendre vos intérêts et à vous renseigner sur vos droits :

• Le **Bureau de l'intervention en faveur des patients des établissements psychiatriques (acronyme anglais PPAO)** procure des conseils et de l'information sur les droits des clients et des personnes à la recherche de services de santé mentale, ainsi que des services de représentation. Il fournit aux clients et à leur famille, au personnel hospitalier et au public des renseignements sur les droits civiques et garanties juridiques des clients. On peut trouver des conseillers en matière de droits et des défenseurs des intérêts des patients dans tous les hôpitaux psychiatriques de la province, anciens et actuels.

11

Vous pouvez joindre le PPAO en appelant le 416 327-7000 à Toronto ou, sans frais, le 1 800 578-2343. Ou consultez son site Web, www.ppao.gov.on.ca (en anglais seulement). Pour de plus amples renseignements sur les droits des clients des établissements psychiatriques, procurez-vous un exemplaire de la brochure *Droits des patients des établissements psychiatriques en vertu des lois ontariennes sur la santé,* auprès du PPAO.

QUESTION : Puis-je me plaindre des services d'un travailleur de la santé ?

RÉPONSE : Cela dépend de votre plainte et de votre lieu de résidence. Si vous êtes client d'un établissement psychiatrique ou d'un hôpital en Ontario, vous pouvez communiquer avec le PPAO ou vous informer auprès du bureau de relations avec les clients ou d'un représentant des patients qui traite les plaintes des clients, si l'établissement offre ce service. Si votre plainte porte sur un service reçu dans une clinique ou un organisme communautaire, ces derniers n'ont pas de défenseurs des intérêts des patients. Cependant, certains intervenants comme un gestionnaire de cas ou travailleur social pourrait défendre vos droits. Vous pouvez également porter plainte auprès de l'employeur du travailleur en question (p. ex., le directeur ou le superviseur du service).

Si vous désirez vous plaindre de votre thérapeute, vous devriez alors communiquer avec le service des plaintes de l'organisme de réglementation ou de l'ordre professionnel qui régit sa pratique. Habituellement, vous devez envoyer une plainte par écrit au registraire ou au service des plaintes de l'ordre professionnel en question.

Vous pouvez obtenir de plus amples renseignements auprès du PPAO, en demandant sa brochure gratuite, intitulée *Comment porter plainte contre des praticiens de la santé et du travail social.*

11

QR QUESTION : Puis-je avoir accès à mon dossier ?

RÉPONSE : Les clients d'un établissement psychiatrique peuvent demander d'avoir accès à leur dossier médical ou en obtenir une copie en remplissant la Formule 28, qu'ils peuvent obtenir auprès du service des archives médicales de l'établissement. Le personnel de l'hôpital peut cependant tenter de ne pas divulguer une partie ou la totalité de votre dossier s'il croît que vous constituez une menace pour vous-même ou pour autrui. Dans ce cas-là, l'hôpital doit en demander la permission auprès de la Commission du consentement et de la capacité. Vous recevrez un avis à cet effet et aurez le droit de participer à l'audience de la Commission, seul ou représenté d'un avocat.

Si vous désirez consulter votre dossier et recevez des soins en dehors d'un hôpital psychiatrique, vous pouvez en faire la demande par écrit auprès de votre thérapeute ou encore le lui demander en personne.

- **ARCH : Centre de ressources juridiques pour les personnes handicapées** est une clinique juridique communautaire qui vient en aide à toute personne ayant un handicap physique, du développement, mental ou émotif. ARCH dispense une variété de services, dont :
  - conseils juridiques gratuits et confidentiels, et service d'orientation ;
  - représentation par un avocat pour les cas de jurisprudence (cas modèles) ;
  - éducation du public sur les questions juridiques (un intervenant s'entretiendra avec votre groupe d'une question particulière liée aux handicaps) ;
  - *ARCH Alert*, un bulletin en anglais sur les handicaps et la loi.

  Vous pouvez joindre ARCH en appelant le 416 482-8255 à Toronto ou, sans frais, le 1 866 482-2724 ou 416 482-1254 (ATS). Ou consultez son site Web, www.arch-online.org.

11

Si vous avez besoin de conseils juridiques, il y a plusieurs façons de trouver un avocat qui connaît la législation sur la santé mentale :

- Les membres de votre famille ou vos amis pourraient en connaître un.
- Un organisme communautaire, tel qu'un service de counseling ou un refuge pour femmes, peut vous renseigner.
- Les pages jaunes de l'annuaire téléphonique, sous la rubrique « avocat » (lawyer), ou le Service Assistance-avocats, offert par le Barreau du Haut-Canada (Ontario), sont également des sources d'information. Nota : le Service Assistance-avocats (1 900 565-4577) impose des frais automatiques de 6 $ par appel. Les personnes incarcérées, de moins de 18 ans ou en situation de crise (p. ex., violence familiale) peuvent appeler le 416 947-3330 à Toronto ou, sans frais, le 1 800 268-8326. Ce service vous offre gratuitement jusqu'à une demi-heure de consultation et le nom d'un avocat qui sera en mesure de répondre à vos besoins.

> Si vous avez besoin d'aide pour payer les honoraires d'un avocat, communiquez avec Aide juridique Ontario. Son personnel vous indiquera comment faire la demande de ses services si vous y êtes admissible. Vous pouvez joindre ce service en appelant le 416 979-1446 à Toronto ou, sans frais, le 1 800 668-8258. Ou consultez son site Web, www.legalaid.on.ca. *(Pour de plus amples renseignements sur les programmes de déjudiciarisation, voir Services de psychiatrie légale, au Chapitre 8, p. 72.)*

Logement

Nous avons tous besoin d'un logement ou d'une habitation confortable, sûr et abordable où nous pouvons vivre en toute dignité et nous sentir chez-soi.

11

Beaucoup de personnes atteintes d'une maladie mentale continueront à vivre confortablement là où elles ont toujours vécu, tandis que d'autres seront obligées de changer de logement. Il existe une variété d'options d'hébergement pour les personnes ayant un problème de santé mentale. Vous pouvez trouver un appartement ou une maison où vous pouvez vivre de façon autonome, aidé ou non d'intervenants qui viennent chez vous. Il existe aussi des maisons qui offrent des services d'aide à la vie quotidienne.

Si vous avez séjourné dans un hôpital psychiatrique ou le service psychiatrique d'un hôpital, un travailleur social ou un gestionnaire de cas pourrait vous parler, de même qu'aux membres de votre famille, de nouvelles conditions d'habitation. Vous pourrez peut-être retourner vivre au sein de votre famille, aller dans un foyer de groupe ou encore trouver une chambre ou un appartement où vous serez autonome. Souvent, les personnes doivent essayer diverses formes d'hébergement avant de trouver celle qui leur convient. Vous pouvez, par exemple, préférer au début de votre rétablissement un endroit qui offre plus de soutiens, et plus tard opter pour une vie plus autonome. Informez-vous des diverses options offertes dans votre collectivité.

CHOISIR LE MEILLEUR LOGEMENT

Votre choix dépendra de vos besoins et du genre de logement qui existe. Voici quelques questions qui vous aideront à faire le meilleur choix :

- Quel loyer puis-je me permettre ? (Préparez un budget.)
- Le quartier me plait-il ? Est-il sécuritaire ?
- Le logement est-il bien entretenu ?
- De quels services (soutiens) ai-je besoin ?
- Les magasins et les transports en commun sont-ils proches ? Y a-t-il un organisme de santé mentale ou un intervenant en santé mentale à proximité ?
- Est-ce que je veux vivre seul ? Si je décide de vivre avec d'autres personnes, est-ce que je m'entendrai bien avec elles ?

Il y a dans votre collectivité des intervenants qui peuvent évaluer vos besoins en matière de logement et vous indiquer les logements et soutiens qui existent. Vous pourriez devoir attendre un certain temps avant que l'un des logements que vous désirez se libère.

11

TYPES DE LOGEMENT

Le type de logement varie beaucoup d'une localité à l'autre. Les communautés des Premières nations et des régions éloignées ont beaucoup moins d'options de logement que les autres. Voici les cinq principaux types de logement que l'on peut trouver dans la société :

- Les **logements privés** sont des habitations appartenant à des particuliers ou entreprises. Ils ne sont pas subventionnés par l'État et leur loyer n'est pas calculé d'après le revenu des locataires. Cela peut comprendre :

  - chambres, logements, appartements (dans une maison ou un immeuble à appartements) ou maisons. Vivre en groupe est généralement moins coûteux que de vivre seul. La rubrique « Immobilier – À louer » (Rentals) des petites annonces d'un journal peut vous aider à trouver un logement qui vous convient, que vous désiriez vivre seul ou avec d'autres personnes. Si vous désirez louer une chambre dans une maison ou un appartement et partager le reste des pièces avec d'autres résidents, cherchez plutôt sous la rubrique « Chambre/colocataires » (Shared Accommodation). Pour trouver un logement dans un quartier qui vous intéresse, vous pouvez également consulter les babillards des endroits publics, comme les laveries et épiceries, ou explorer le quartier pour y repérer des affiches « à louer » sur les maisons.
  - maison de chambres ou pension de famille. Dans ces deux types d'habitation, vous devez partager avec d'autres personnes la maison ou l'immeuble, et même à l'occasion votre chambre. Contrairement aux pensions de famille, vous ne serez pas nourrit dans les maisons de chambres.

- Les **logements sociaux** sont des habitations payées partiellement par l'État ou dont le loyer est fonction du revenu des locataires. Dans ce genre de logement, le loyer ne dépassera jamais 30 p. 100 de votre revenu. C'est pour cette raison que de nombreux assistés sociaux (p. ex., Programme Ontario au travail ou Programme ontarien de

11

soutien aux personnes handicapées) optent pour ces logements. Malheureusement, il y a souvent une longue liste d'attente, parfois même de huit à dix ans, pour obtenir ces logements.

Pour vous renseigner sur les logements à loyers proportionnels au revenu à Toronto, appelez le service Toronto Social Housing Connections, au 416 392-6111. Il n'y a pas de service de la sorte à l'extérieur de Toronto.

- Les **logements supervisés** sont des habitations qui offrent aux locataires les services de travailleurs de soutien sur place. Le type de soutien offert varie selon les besoins des locataires. Il pourrait s'agir d'aucun soutien ou d'un soutien sur demande, hebdomadaire ou 24 heures sur 24. Vous devez remplir certaines conditions pour avoir droit à ces logements : avoir un problème de santé mentale depuis un certain temps, avoir été hospitalisé dans un établissement psychiatrique un certain nombre de fois ou pour une durée donnée.

Dans la plupart des logements supervisés (pension de famille, foyer de groupe ou coopérative) vous devez partager les lieux. Il arrive cependant que vous ayez votre propre logement.

- Les **logements avec services de soutien** ne sont pas des logements supervisés. Les services sont offerts à domicile par des travailleurs de soutien de l'extérieur. Les personnes qui habitent ces logements ont tendance à moins avoir besoin de soutien et à être plus autonomes que celles vivant dans les logements supervisés. Les logements avec services de soutien pourraient être offerts par des coalitions de logements sociaux ou tout autre organisme qui collabore avec des intervenants communautaires.

Par travailleur de soutien, on entend :

- une aide familiale qui vient tous les jours pendant environ une heure vous aider à exécuter des travaux domestiques comme le ménage et la lessive (c'est un service difficile à obtenir) ;

11

2003 Centre de toxicomanie et de santé mentale

- un gestionnaire de cas ou un travailleur de soutien qui vous aide surtout à acquérir des aptitudes à la vie quotidienne, comme savoir utiliser les transports en commun, faire la cuisine et les courses et préparer un budget ;
- une infirmière qui vous donne vos médicaments et vous offre soutien et conseils.

- Les **habitations provisoires** comprennent les refuges et maisons d'hébergement pour les personnes en état de crise. Les personnes qui en font usage n'ont généralement plus d'endroit — ou d'endroit sécuritaire — où habiter (p. ex., des personnes sans abri, des réfugiés ou des nouveaux arrivants en attente de logement ou des femmes victimes d'agression). De nombreux refuges et maisons d'hébergement ne s'adressent qu'à des groupes particuliers de personnes : femmes seules, familles, femmes avec enfants, hommes seuls et jeunes. *(Voir Maisons d'hébergement et refuges, au Chapitre 9, p. 79.)*

> Pour de plus amples renseignements sur les lois touchant les propriétaires et les locataires, communiquez avec le Tribunal du logement de l'Ontario, en appelant sans frais le 1 888 332-3234. Ou consultez son site Web, www.orht.gov.on.ca .
>
> La clinique juridique communautaire CLEO fournit gratuitement des renseignements écrits en langage simple sur les augmentations de loyer, l'entretien, les réparations et les foyers de soins. Vous pouvez commander ses brochures sur son site Web, www.cleo.on.ca, ou en appelant le 416 408-4420.

11

Si vous êtes à la recherche d'un logement, mais n'avez pas de numéro de téléphone où on peut vous joindre, certains centres de jour ou établissements communautaires vous permettront d'utiliser provisoirement leur adresse ou numéro de téléphone, ou mettront même à votre disposition une boîte vocale personnalisée.

Prestations de revenu

Beaucoup de personnes atteintes de problèmes de santé mentale arrivent à conserver leur emploi et leur niveau de revenu. D'autres se trouvent en difficulté et peuvent avoir besoin d'un soutien du revenu. Les programmes ci-après visent tous des buts précis et ont chacun leurs propres exigences et critères d'admissibilité. Ils comportent également souvent une longue période d'attente.

TYPES DE PRESTATIONS

Les programmes suivants offrent tous des prestations de revenu non liées au travail auxquelles vous pouvez avoir droit si vous avez un problème de santé mentale. (*Pour des prestations liées au travail, voir Soutiens à l'emploi, au Chapitre 11, p. 94.*)

- **Ontario au travail (OT)**, anciennement le Programme d'aide sociale générale, offre une aide financière et des soutiens à l'emploi aux personnes aptes à l'emploi mais qui n'en ont pas ou qui ne peuvent travailler à cause d'un problème médical. Le programme OT aide les gens qui ont fait une demande de prestations au Programme ontarien de soutien aux personnes handicapées, mais qui, en attendant, ont besoin d'argent immédiatement. Vous pouvez faire votre demande en personne au bureau le plus près de chez vous ou par téléphone, en appelant sans frais le 1 888 465-4478, pour ensuite présenter les documents requis en personne. Un chargé de dossier de votre bureau local pourra vous renseigner à ce sujet.

11

- **Le Programme ontarien de soutien aux personnes handicapées (POSPH)**, anciennement le programme de prestations familiales, est financé par le ministère des Services à la collectivité, à la famille et à l'enfance. Il accorde une aide financière aux personnes ayant un handicap physique ou intellectuel important qui devrait durer un an ou plus et qui les empêche de travailler ou d'accomplir leurs tâches quotidiennes. Le programme peut verser jusqu'à 930 $ par mois à une personne célibataire et jusqu'à 1 417 $ à un couple ou une famille. Vous pouvez également avoir droit à d'autres formes d'aide, comme des billets de transports en commun. Informez-vous sur toutes les formes d'aide financière qui sont offertes.

Si vous avez immédiatement besoin d'argent, vous pouvez vous rendre directement au bureau local du ministère des Services à la collectivité, à la famille et à l'enfance ou au bureau du programme OT et faire une demande de prestations du POSPH. Votre médecin ou un autre professionnel de la santé devra également remplir des formulaires à cet effet.

- Le programme *PISTE* du POSPH vous permet d'augmenter votre revenu lorsque vous retournez au travail. Ce programme vous permet de conserver la totalité de vos prestations du POSPH et de gagner jusqu'à 160 $ supplémentaires par mois d'un emploi si vous êtes célibataire, et jusqu'à 235 $ par mois si vous avez une famille. Dès que vos revenus dépassent ce montant, vos prestations du POSPH diminuent. Si vos revenus sont assez élevés pour vous rendre inadmissible au soutien du POSPH mais que vous prenez des médicaments coûteux, vous pourriez toujours avoir droit aux prestations pour services de santé. Si vous perdez votre emploi pour quelque raison que ce soit, vous pouvez avoir droit de nouveau aux prestations du POSPH.

- Les *prestations pour l'établissement d'un nouveau domicile dans la collectivité*, d'un montant maximal de 799 $, sont offertes pour aider les gens à s'établir dans un nouveau domicile (achat de meubles, frais de déménagement et dépôt du loyer). Pour y avoir droit, vous devez avant tout être admissible au programme POSPH ou OT et votre déménagement doit être motivé par une de raisons suivantes : votre domicile actuel n'est plus sécuritaire (p. ex., partenaire violent) ou vous quittez un établissement psychiatrique, un foyer de groupe ou une prison. Vous devez également fournir à votre gestionnaire de cas du programme OT (services sociaux) ou POSPH la liste détaillée de vos dépenses de déménagements et d'établissement dans votre nouveau domicile.

11

– *L'allocation pour besoins personnels* de 112 $ par mois (3,75 $ par jour) est offerte aux personnes admissibles au POSPH (et à leurs personnes à charge) qui résident dans un établissement psychiatrique ou autre. Elle sert à couvrir leurs dépenses personnelles, entre autres : vêtements, frais de scolarité, produits d'hygiène personnelle et suppléments nutritionnels non fournis par l'établissement.

• Le **Programme de prestations d'invalidité du Régime de pensions du Canada (RPC)** est financé par le gouvernement fédéral et administré par les Programmes de la sécurité du revenu de Développement des ressources humaines Canada. Ce programme verse des prestations aux personnes (et à leurs enfants à charge) si elles :

– ont cotisé au RPC pendant un nombre minimal d'années ;
– ont une invalidité mentale ou physique grave et prolongée, aux termes de la *loi sur le Régime des pensions du Canada* ;
– ont entre 18 et 65 ans.

Vous devez faire votre demande par écrit. Pour obtenir une trousse de demande, appelez sans frais le 1 800 277-9914. Les personnes ayant une déficience auditive ou un trouble de la parole et qui sont dotées d'un télé-scripteur (ATS) peuvent composer le 1 800 255-4786. Ou consultez le site Web de Développement des ressources humaines Canada, www.hrdc-drhc.gc.ca/isp.

CONSEILS POUR FAIRE UNE DEMANDE

11

• Avant de vous rendre au bureau, assurez-vous d'avoir les bonnes pièces d'identité (certificat de naissance, passeport, preuve de citoyenneté pour les immigrants devenus citoyens canadiens, fiche d'établissement pour les résidents permanents et immigrants, carte d'assurance sociale, carte Santé) et tous les documents dont vous aurez besoin (état de comptes bancaires courants, preuve d'hébergement et de dépenses, état de revenu de toute source).

- Sachez quelles sont les heures de bureau, et si possible, quelles sont les heures les moins occupées.
- Si vous devez appeler le bureau, essayez tôt le matin et évitez l'heure du déjeuner (c.-à-d. vers midi).
- Si vous avez rendez-vous au sujet de votre demande, quittez la maison tôt en cas d'imprévus dans les transports en commun.
- Si on vous a refusé les prestations du POSPH et que vous désirez faire appel, communiquez avec une clinique juridique communautaire.

11

Soutien
aux familles

12

Généralement, les membres d'une famille font appel aux services de santé mentale pour deux raisons : trouver du soutien et un traitement pour un membre de leur famille atteint d'un problème de santé mentale, ou encore se renseigner et obtenir du soutien eux-mêmes.

Effets de la maladie mentale sur la famille

Il est tout naturel qu'une famille s'inquiète et soit stressée lorsqu'un de ses membres a un grave problème de santé mentale. Vous pouvez être secoué à la suite d'un récent diagnostique de problème de santé mentale chez une personne chère, vous êtes peut-être épuisé à force de prendre soin de cette personne à votre propre détriment. Il est normal que la famille s'inquiète de ce que l'avenir lui réserve ou encore ressente de la colère ou de la culpabilité à l'égard du temps passé avec la personne malade. Certaines personnes en viennent à perdre leur réseau d'amis, et se sentent alors isolées et seules.

Il peut falloir beaucoup de temps avant de sentir l'épuisement physique et émotif. Le stress peut entraîner des perturbations du sommeil, nous épuiser et nous rendre constamment irritables.

Si vous ressentez ce genre de stress, ne désespérez pas. Le fait d'en reconnaître les signes est un début. Pour prendre soin de votre santé physique et mentale, il est essentiel de trouver vos limites et de penser à vous et à vos besoins. Cela veut dire établir un réseau d'amis et de membres de votre famille sur qui vous pouvez compter. Pensez aux personnes à qui vous pouvez vous confier. Certaines personnes ont de la difficulté à comprendre les problèmes de santé mentale. Confiez-vous aux personnes qui vous soutiendront et venez en aide aux autres, en partageant l'information et l'expérience que vous avez acquises. Tout en prenant soin de vous, pensez également aux autres membres de la famille qui pourraient être dans la même situation.

Il arrive que certaines personnes aux prises avec un problème de santé mentale se comportent dangereusement, mais bien peu deviennent violentes. Elles sont bien plus susceptibles d'être victimes de violence que d'être violentes elles-mêmes. Cependant, lorsqu'une personne atteinte de maladie mentale devient violente, ses actions sont souvent dirigées contre des personnes qui lui sont chères.

Soins aux familles

Vous pouvez prendre soin de vous de diverses façons :

- Renseignez-vous le plus possible sur le problème de santé mentale qui touche votre proche. Vous pouvez obtenir des *renseignements* sur les problèmes de santé mentale et sur les politiques connexes auprès des programmes de soutien à la famille, des hôpitaux et des organismes spécialisés, comme la Schizophrenia Society of Ontario ou la Mood Disorders Association of Ontario. *(Vous obtiendrez plus de renseignements à l'Annexe B.)* Votre bureau local de l'Association canadienne pour la santé mentale peut également vous renseigner sur les initiatives et programmes de soutien à la famille.

- Joignez-vous à un *groupe ou programme de soutien pour les familles.* Vous pourrez y faire part de vos émotions, obtenir du soutien et apprendre de l'expérience d'autres personnes dans le même cas. Ces groupes ciblent souvent un problème en particulier (schizophrénie, trouble bipolaire, etc.) et s'adressent tantôt à tous les membres de la famille, tantôt uniquement aux conjoints, enfants ou parents des personnes

12

aux prises avec un problème de santé mentale. Certains programmes comportent même des professionnels ou des bénévoles spécialement formés qui offrent du soutien individuel. Les hôpitaux et les organismes communautaires de santé mentale et d'entraide peuvent vous diriger vers des groupes et programmes de soutien. La Schizophrenia Society of Ontario et la Mood Disorders Association of Ontario peuvent également vous mettre en contact avec des groupes spécifiques de soutien aux familles. Informez-vous comment vous pouvez participer à ces groupes. *(Voir Groupes d'entraide, au Chapitre 10, p. 84.)*

- Il existe bien d'autres services à votre disposition : de la thérapie de couple ou familiale au massage, en passant par la naturopathie ou des cours d'expression créative. *(Voir le Chapitre 4 : À propos de la thérapie, p. 29, et le Chapitre 6 : Guérison naturelle, p. 53.)*

- Informez-vous au sujet des *groupes éducatifs* qui sensibilisent les familles et amis à la vie des personnes aux prises avec un problème de santé mentale. Ces groupes peuvent vous renseigner sur les symptômes et traitements (médicaments, thérapies naturelles) et vous montrer comment venir en aide à ces personnes tout en établissant vos propres limites. Ils sont souvent offerts dans l'hôpital ou l'organisme communautaire qui soigne la personne en question. Certains organismes d'entraide tiennent régulièrement des réunions éducatives. Songez également à vous trouver un thérapeute. *(Voir le Chapitre 4 : À propos de la thérapie, p. 29.)*

QR DÉFI : Vous ne connaissez personne qui puisse prendre soin de vos enfants lorsque vous avez un rendez-vous. (Cette situation préoccupe particulièrement les chefs de famille monoparentale)

SUGGESTION : Informez-vous pour savoir si le programme offre un service de garde d'enfants ou si vous pouvez amener vos enfants avec vous.

12

Apporter son aide

ENCOURAGEZ LE MEMBRE DE LA FAMILLE À OBTENIR DE L'AIDE

Généralement, il est facile de convaincre les personnes moyennement dépressives ou anxieuses à obtenir de l'aide. Ce n'est pas toujours le cas pour une personne gravement malade. Elle peut refuser de se faire traiter ou ne pas croire qu'elle a un problème. Elle peut vouloir éviter le système de santé mentale à cause d'une mauvaise expérience antérieure ou encore ne pas croire en l'utilité du traitement.

Vous avez essayé peut-être en vain de la convaincre de prendre ses médicaments ou d'appeler un médecin. Malheureusement, ce genre de situations entraîne souvent des disputes et des conflits sans fin. Même si vous lui êtes très chère, cette personne peut ne pas vouloir vous écouter, et vous écarter. Il arrive parfois qu'une autre personne en qui vous avez confiance puisse lui parler avec succès.

PASSEZ À L'ACTION

Vous pouvez vous aider et aider le membre de votre famille de plusieurs façons.

- Familiarisez-vous avec certaines parties de la *Loi sur la santé mentale*, par exemple, les formules qui doivent être remplies pour procéder à une évaluation psychiatrique obligatoire, ou peut-être à une hospitalisation obligatoire. Les programmes de soutien aux familles pourront vous fournir des renseignements utiles. (*Voir les formules 1 et 2 à l'Annexe C et les informations ci-après concernant le recours à la police.*)
- Suggérez au membre de votre famille qu'il fasse une procuration relative à ses soins personnels et à son argent ou autres biens advenant le cas où il ne puisse plus prendre de décisions à propos de ses soins personnels (incluant son traitement) ou de ses affaires financières et de ses biens. (*Pour vous renseigner sur la façon de communiquer avec un avocat, voir Aide juridique, au Chapitre 11, p. 102. Pour de plus amples renseignements sur la Loi sur la santé mentale, voir le Chapitre 13 : Connaître ses droits, p. 123.*)

12

- Tenez un journal détaillé du problème du membre de votre famille. Inscrivez-y l'historique du problème (apparition, élément déclencheur et évolution, nombre d'épisodes et nature des symptômes) et du traitement (hospitalisation, médicaments et professionnels traitants). Vous pouvez vous faire aider par un autre membre de la famille qui pourrait avoir une autre optique de la situation ou avoir vécu d'autres expériences avec cette personne.

  La législation sur la confidentialité empêche les professionnels de vous donner des renseignements sur l'état d'un patient adulte sans son consentement, mais les membres de sa famille ont le droit de fournir des renseignements. Ce genre de journal peut donc s'avérer très utile.

- Préparez un plan d'urgence en prévision d'une prochaine crise du membre de votre famille ou d'une personne proche. Gardez ce plan à portée du téléphone ou dans un endroit facile d'accès.

  Votre plan doit contenir toute l'information dont vous aurez besoin en cas d'urgence. Par exemple, prenez note des noms et numéros de téléphone suivants :
    - hôpital le plus près de chez vous ;
    - unité d'urgence mobile (*voir Unités et services d'urgence mobiles, au Chapitre 9, p. 78*) ;
    - agent des relations avec les collectivités ou personne-ressource du poste de police local.

Il peut vous être utile de prendre contact avec une personne au poste de police et de l'informer de l'état du membre de votre famille en prévision d'une situation de crise, surtout si ce dernier a un problème chronique.

12

- Si la personne en question a des démêlés avec la justice, renseignez-vous sur les programmes de déjudiciarisation et autres services de santé mentale du système judiciaire. (*Voir le Chapitre 8 : Soutien plus intensif et spécialisé, p. 69.*)

- Si vous croyez qu'elle peut se faire du mal ou en faire à autrui, vous pouvez songer à la faire hospitaliser. Vous devez alors communiquer avec un médecin, un agent de police ou un juge de paix.

  - Un médecin peut procéder à une évaluation à domicile afin de déterminer si la personne peut être hospitalisée pour une période maximale de 72 heures (trois jours) afin d'y subir une évaluation plus complète aux termes de la Formule 1 de la *Loi sur la santé mentale* de l'Ontario.
  - Un juge de paix peut ordonner un examen psychiatrique aux termes de la Formule 2 autorisant ainsi les agents de police à amener le membre de votre famille à l'hôpital. Pour que le juge procède ainsi, il n'est pas essentiel que la personne visée par la formule ait rendu visite à un médecin. Vous devrez par contre faire une déclaration sous serment. En outre, la Formule 2 ne fait que prescrire une évaluation dans un établissement psychiatrique. Pour que le membre de votre famille soit ensuite hospitalisé, un médecin de l'hôpital doit remplir une Formule 1.

  Pour communiquer avec un juge de paix à Toronto, appelez le 416 327-5179. Pour trouver un juge de paix à l'extérieur de Toronto, communiquez avec votre palais de justice local.

  - Les agents de police sont autorisés à amener quelqu'un à l'hôpital pour lui faire subir une évaluation si eux-mêmes ou un membre de la famille de cette personne ont été témoin de son comportement dangereux résultant d'un problème de santé mentale, ou s'ils ont en leur possession une Formule 1 ou 2 remplie. (*Pour de plus amples détails sur les Formules 1 et 2, voir l'Annexe C.*)

12

- Préparez à l'avance une liste de questions à poser aux personnes qui viennent en aide au membre de votre famille. En voici quelques exemples, selon que cette personne est déjà hospitalisée ou en cours d'évaluation.

  - Y a-t-il des ressources qui peuvent m'aider à composer avec la situation ?
  - Qui évaluera (ou a évalué) le membre de ma famille ?
  - Quand saurai-je combien de temps durera son hospitalisation ?
  - Quelles sont les heures de visite ? Les enfants sont-ils admis ?
  - Puis-je lui apporter de la nourriture ou des cadeaux ?
  - Puis-je rencontrer le travailleur social ou l'infirmière de première ligne pour discuter du plan de congé ?
  - Puis-je faire partie de son équipe de soins ?
  - Communiquerez-vous avec moi avant sa sortie de l'hôpital ?

(Pour de plus amples renseignements sur l'hospitalisation volontaire ou forcée d'une personne, voir le Chapitre 13 : Connaître ses droits, p. 123.)

12

Connaître
ses droits

13

Lois ontariennes concernant la santé mentale

Il y a trois lois principales qui stipulent vos droits en matière de services de santé mentale. La *Loi sur la santé mentale* est un ensemble de règles établies par l'Assemblée législative de l'Ontario qui donnent aux médecins et aux établissements psychiatriques certains pouvoirs et aux patients des droits particuliers. Ces règles s'appliquent aux services psychiatriques des hôpitaux généraux et aux établissements psychiatriques, mais pas aux cliniques de santé mentale. La *Loi sur le consentement aux soins de santé* concerne les règles touchant le consentement au traitement, c'est-à-dire son autorisation par la personne visée. La *Loi sur la prise de décisions au nom d'autrui* traite de la prise de décisions au nom d'une personne et de la désignation d'un procureur relativement aux soins et aux biens de la personne. *(Voir la définition des termes procuration et procureur dans le Glossaire.)*

La *Loi sur la santé mentale* traite de beaucoup de questions touchant les patients hospitalisés, notamment :

- quand une personne peut être admise dans un établissement psychiatrique contre son gré ;
- comment une personne peut être retenue à l'hôpital ;
- qui a accès au dossier médical du patient dans l'établissement et comment s'y prendre pour le consulter ;

- quels sont les droits du patient à l'information et ses droits à contester son admission forcée, sa détention dans l'établissement contre son gré, le refus de l'établissement de le laisser voir son dossier, etc.

Hospitalisation

CURE VOLONTAIRE OU FACULTATIVE

La plupart des personnes sont admises volontairement dans un établissement psychiatrique. Elles se présentent d'elles-mêmes à l'hôpital pour recevoir des soins. Pour une admission volontaire, vous devez obtenir la recommandation d'un médecin ou vous présenter au service d'urgence d'un hôpital général ou psychiatrique, ou à un centre de détresse local. Vous serez admis si vous avez besoin d'être placé sous observation, de recevoir des soins ou de suivre un traitement que dispense un établissement psychiatrique.

HOSPITALISATION FORCÉE

Faire admettre quelqu'un contre son gré met toutes les personnes concernées dans une situation difficile. La loi a déterminé plusieurs façons d'hospitaliser quelqu'un contre son gré. La personne doit constituer une menace pour elle-même ou autrui, ou être en danger de subir un affaiblissement physique grave à cause de son problème de santé mentale. Une personne peut être hospitalisée contre son gré *si* tout ce qui suit est vrai :

- elle a déjà été traitée pour un problème de santé mentale ;
- elle a connu une amélioration sur le plan clinique à la suite de ce traitement ;
- d'après ses antécédents et son état, elle risque de s'infliger ou d'infliger à autrui des blessures corporelles, ou de subir une détérioration mentale ou physique importante ou un affaiblissement physique grave ;
- elle est incapable de consentir à son propre traitement et son mandataire *(voir définition à la p. 149)* a donné son consentement en son nom, ET
- la situation de la personne ne convient pas à une cure facultative ou volontaire.

13

Vous pouvez être admis ou retenu contre votre gré dans un établissement psychiatrique si vous répondez aux conditions ou critères décrits ci-dessus. Tant que vous répondrez à ces conditions ou critères, vous devrez rester à l'hôpital. Aux termes de la *Loi sur la santé mentale*, certaines formules doivent être remplies pour hospitaliser et garder une personne contre son gré, et pour mettre une personne au courant de ses droits. *(Pour un aperçu de certaines formules courantes, voir l'Annexe C.)*

Les patients hospitalisés contre leur gré ne peuvent quitter l'établissement sans la permission conditionnelle d'un médecin. Si vous êtes un client n'acceptant pas d'être hospitalisé (ou gardé à l'hôpital), vous pouvez appeler de la décision du médecin auprès de la Commission de révision du consentement et de la capacité. Les membres de cette commission ne font pas partie de l'équipe responsable de vos soins. Si vous voulez être représenté par un avocat à l'audience, Aide juridique Ontario pourra peut-être en assumer les coûts.

(Pour de plus amples renseignements sur les conseils juridiques, voir Aide juridique, au Chapitre 11, p. 102)

Consentement ou refus de consentement au traitement

La *Loi sur le consentement aux soins de santé* établit les règles de prise de décisions en ce qui concerne le traitement.

SI VOUS ÊTES CAPABLE DE PRENDRE DES DÉCISIONS À L'ÉGARD DE VOTRE TRAITEMENT

Vous avez le droit de décider vous-même de votre traitement si vous en avez la capacité. Vous êtes considéré capable de prendre une décision concernant votre traitement si vous êtes apte à :

- comprendre l'information pertinente pour prendre une telle décision ;
- évaluer les conséquences vraisemblablement prévisibles d'accepter ou de refuser le traitement (ou de ne pas prendre de décision du tout).

13

Au cours de votre hospitalisation, vous pouvez refuser un traitement psychiatrique si on vous trouve mentalement capable de décider du traitement. Toute personne est en droit d'obtenir des renseignements sur un traitement auprès de son médecin avant d'y consentir. Les renseignements du médecin devraient comprendre :

• la nature du traitement ;
• les avantages escomptés du traitement ;
• les risques importants du traitement ;
• les effets secondaires importants du traitement ;
• les autres démarches possibles ;
• les conséquences probables de l'absence de traitement.

SI VOUS ÊTES INCAPABLE DE PRENDRE DES DÉCISIONS À L'ÉGARD DE VOTRE TRAITEMENT

Si vous êtes jugé inapte à prendre des décisions concernant votre traitement, un mandataire les prendra à votre place. Ce mandataire devra prendre les décisions conformément aux désirs que vous avez exprimés lorsque vous étiez apte à le faire. Si vous n'avez pas exprimé de désir particulier, le mandataire agira « dans votre meilleur intérêt ».

Un mandataire peut être un tuteur, un procureur au soin du patient, une personne nommée par la Commission du consentement et de la capacité ou un membre de la famille. Si on ne trouve aucun mandataire, le Bureau du Tuteur et curateur public assumera ce rôle. *(Définition du Tuteur et curateur public dans le Glossaire.)*

> Pour obtenir de plus amples renseignements ou des formules de procuration, consultez le site Web du ministère du Procureur général, www.attorneygeneral.jus.gov.on.ca/french/ et cliquez sur « Procurations ». Ou communiquez avec le Bureau du Tuteur et curateur public, en appelant le 416 314-2803 à Toronto ou, sans frais, le 1 800 366-0335.

13

SI VOUS ÊTES INCAPABLE DE GÉRER VOS AFFAIRES FINANCIÈRES

Si vous êtes hospitalisé dans une unité de psychiatrie ou dans un établissement psychiatrique, il est possible que votre médecin vous juge inapte à gérer votre argent et vos biens. Une personne est dite « incapable de gérer ses biens » si elle ne peut pas comprendre les renseignements importants pertinents à la prise d'une décision concernant ses affaires financières, ou si elle ne peut pas évaluer les conséquences de prendre ou de ne pas prendre une telle décision.

Si vous n'avez pas de tuteur aux biens ni de procureur relatif aux biens pour prendre en votre nom les décisions concernant votre argent et vos biens, le Tuteur et curateur public (TCP) deviendra alors votre tuteur aux biens et prendra ces décisions, en vertu de la *Loi sur la santé mentale*. Le TCP est un fonctionnaire qui administrera vos biens, en veillant à ce que vous receviez les revenus qui vous sont dus et en payant vos factures et autres dépenses. Le TCP peut laisser une autre personne (p. ex., un membre de la famille) assumer cette responsabilité si elle démontre qu'elle a un plan d'administration de vos biens qui est juste et approprié.

Si vous croyez pouvoir être jugé incapable de gérer vos affaires financières, vous pouvez signer une procuration relative aux biens qui permettra à quelqu'un en qui vous avez confiance d'assumer ces responsabilités (comme payer votre hypothèque et vos cartes de crédit). Les personnes atteintes de trouble bipolaire ou de schizophrénie pourraient, par exemple, nommer une personne en qui elles ont confiance pour assumer ce rôle, s'il y a lieu.

Si vous n'aviez pas fait de procuration perpétuelle lorsque vous étiez apte à le faire et que vous êtes jugé inapte à gérer vos biens et vos affaires financières, le tribunal peut choisir un tuteur aux biens en votre nom.

Pour obtenir de plus amples renseignements ou les formules nécessaires, consultez le site Web du ministère du Procureur général, www.attorneygeneral.jus.gov.on.ca/french/ et cliquez sur « Procurations ». Ou communiquez avec le Bureau du Tuteur et curateur public, en appelant le 416 314-2803 à Toronto ou, sans frais, le 1 800 366-0335.

13

Ordonnances de traitement en milieu communautaire

En décembre 2002, des dispositions concernant les ordonnances de traitement en milieu communautaire (OTC) ont été ajoutées à la *Loi sur la santé mentale*. Une OTC est une ordonnance légale émise par un médecin et à laquelle consent la personne visée par l'ordonnance ou son mandataire. L'OTC énonce les conditions auxquelles doit répondre la personne qui a un grave problème de santé mentale pour pouvoir vivre dans la collectivité.

Vous pouvez faire l'objet d'une OTC si vous avez une maladie mentale grave et si vous répondez aux critères suivants :

- Vous avez été hospitalisé dans une unité de psychiatrie deux fois ou plus ou pendant au moins 30 jours au cours des trois dernières années.
- Vous et vos aides (p. ex., mandataire, médecin) avez dressé un plan de traitement communautaire.
- Votre médecin a communiqué avec les personnes mentionnées dans votre plan de traitement et celles-ci consentent à faire leur part dans le cadre du plan.
- Votre médecin sait que vous ou votre mandataire (le cas échéant) avez eu l'occasion de discuter avec un conseiller en matière de droits de la personne.
- Vous ou votre mandataire (le cas échéant) acceptez les conditions du plan.
- Votre médecin vous a fait subir un examen 72 heures avant votre acceptation du plan. D'autre part, il est convaincu que :
    - Votre état s'empirerait si vous ne bénéficiiez pas de traitement, de soins ou de surveillance constants dans la collectivité. Sans soins, votre maladie mentale pourrait vous mener à vous faire du mal ou à en faire à autrui. Votre état mental ou physique pourrait se détériorer sérieusement, ou vous pourriez vous blesser.

13

- Vous devriez subir une évaluation psychiatrique (Formule 1), si toutefois vous n'êtes pas hospitalisé dans un établissement psychiatrique.
- Les services de soins, de traitement et de surveillance décrits dans votre plan de traitement existent dans votre collectivité.

Ces ordonnances touchent souvent les personnes qui ont fréquemment recours au système de santé mentale et qui réagissent habituellement bien à leur traitement, mais qui, pour diverses raisons, ne le poursuivent pas après leur sortie de l'hôpital.

Les OTC ne peuvent pas servir à traiter des personnes contre leur gré pendant qu'elles vivent dans la collectivité. Mais si une personne ne se conforme pas aux exigences de son OTC, elle pourra être emmenée contre son gré chez le psychiatre qui a émis l'ordonnance et pourrait être hospitalisée.

> Si vous n'avez pas les moyens de payer des services juridiques, vous pouvez faire appel à l'aide juridique. Pour obtenir la liste des cliniques et des bureaux d'aide juridique de votre localité, consultez le site Web d'Aide juridique Ontario, www.legalaid.on.ca/fr/.

13

Annexe A :
Lignes d'écoute 1 800 pour personnes en état de crise

En situation de crise, faites le 911. Vous trouverez au début de votre bottin téléphonique une liste d'autres numéros d'urgence.

La **Ligne d'aide aux victimes**, 1 888 579-2888, est un service provincial de renseignements téléphoniques offert par le bureau du Procureur général qui oriente les victimes d'actes criminels vers divers services communautaires.

Jeunesse J'écoute, 1 800 668-6868, en service 24 heures sur 24, est une ligne téléphonique bilingue nationale, à l'intention des enfants et des adolescents.

La **Ligne Assistance parents**, 1 888 603-9100, en service 24 heures sur 24, est une ligne téléphonique qui renseigne et conseille les parents sur des questions parentales, et les oriente vers d'autres services dans la collectivité.

SOS Femmes, 416 759-0138 à Toronto ou, sans frais, 1 800 387-8603 ou 1 866 863-7868 (ATS), est un service anonyme et confidentiel offert aux femmes victimes de violence en Ontario. Cet organisme fournit du counseling en cas de crise, un soutien émotionnel, des plans de sécurité et des services d'orientation (p. ex., vers des refuges, des centres d'aide aux victimes d'agression sexuelle, des logements, des services d'aide juridique), ainsi que des services d'interprétation.

Lesbian, Gay, Bi Youth Hotline, 1 800 268-9688, est un service d'urgence provincial à l'intention des homosexuels, lesbiennes, bisexuels, transsexuels, transgenderistes, bi-spirituels et jeunes incertains de leur orientation sexuelle.

Annexe B : Ressources

Across Boundaries
Renseignements : 416 787-3007 à Toronto
Site Web : www.web.net/~accbound
Across Boundaries offre un soutien et des services aux personnes de couleur de diverses communautés ethnoraciales ayant un problème de santé mentale.

Aide juridique Ontario
Renseignements : 416 979-1446 à Toronto ou,
   sans frais, 1 800 668-8258
Site Web : www.legalaid.on.ca

American Academy of Child & Adolescent Psychiatry
Site Web : www.aacap.org

Anxiety Disorders Association of Ontario
Renseignements : (613) 729-6761 à Ottawa ou,
   sans frais, 1 877 308-3843
Site Web : www.anxietyontario.com

Applied Psychotherapy and Biofeedback
Site Web : www.aapb.org

ARCH: A Legal Resource Centre for Persons with Disabilities
Renseignements : 416 482-8255 à Toronto ou,
   sans frais, 1 866 482-2724. Ligne ATS : 416 482-1254.
Site Web : www.arch-online.org

Association canadienne pour la santé mentale, bureau national
Renseignements : 416 484-7750 à Toronto
Site Web : www.cmha.ca

Association canadienne pour la santé mentale, division de l'Ontario
Renseignements : 416 977-5580 à Toronto ou,
    sans frais, 1 800 875-6213
Site Web : www.ontario.cmha.ca

Association de psychologie de l'Ontario
Renseignements : 416 961-0069 ou, sans frais, 1 800 268-0069
Site Web : www.psych.on.ca

Association des travailleuses et travailleurs sociaux de l'Ontario
Renseignements : 416 923-4848 à Toronto
Site Web : www.oasw.org

Bureau de l'intervention en faveur des patients des établissements psychiatriques
Renseignements : 416 327-7000 à Toronto ou,
    sans frais, 1 800 578-2343
Site Web : www.ppao.gov.on.ca

Bureau du Tuteur et curateur public
Renseignements : 416 314-2803 à Toronto ou,
    sans frais, 1 800 366-0335

Centre de ressources des groupes d'entraide de l'Ontario (du Self-Help Resource Centre of Greater Toronto)
Renseignements : 416 487-4355 à Toronto ou,
    sans frais, 1 888 283-8806
Site Web : www.selfhelp.on.ca/oshnet.html

Centre de toxicomanie et de santé mentale

Renseignements : 416 535-8501 à Toronto

Ligne d'information sur les drogues, l'alcool et la santé mentale :
416 595-6111 à Toronto ou, sans frais, 1 800 463-6273

Site Web : www.camh.net

CLEO (Community Legal Education Ontario)

Site Web : www.cleo.on.ca

Commission du consentement et de la capacité

Site Web : www.ccboard.on.ca

Consumer Health Information Service

Renseignements : 416 393-7056 à Toronto ou,
sans frais, 1 800 667-1999

Dawn Ontario: DisAbled Women's Network Ontario

Renseignements : (705) 494-9078 à North Bay

Site Web : http://dawn.thot.net

Développement des ressources humaines Canada

Site Web : www.hrdc-drhc.gc.ca

Distress Centres Ontario

Site Web : www.dcontario.org

Drogue et alcool — Répertoire des traitements (DART)

Renseignements : (519) 439-0174 à London (Ontario) ou,
sans frais, 1 800 565-8603

Site Web : www.dart.on.ca

GP Psychotherapy Association (GPPA)

Renseignements : 416 410-6644

Initiative ontarienne de développement favorisant l'aide entre pairs
Renseignements : 416 484-8785 à Toronto ou,
    sans frais, 1 866 681-6661
Site Web : www.opdi.org

Internet Mental Health
Site Web : www.mentalhealth.com

LEGIT — The Lesbian & Gay Immigration Task Force — Canada
Renseignements : (613) 230-6522 à Ottawa
    ou 416 944-9801 à Toronto
Site Web : www.qrd.org/qrd/www/world/immigration/legit.html
*LEGIT fournit des renseignements sur l'immigration et un soutien
aux partenaires de même sexe.*

Les diététistes du Canada
Renseignements : 416 596-0857 à Toronto
Site Web : www.dietitians.ca

Ministère de la Santé et des Soins de longue durée
Renseignements : 416 314-5518 à Toronto ou,
    sans frais, 1 800 268-1154
Site Web : http://www.gov.on.ca/health/french/programf/
    mental_healthf/mentalhealth_mnf.html

Ministère du Procureur général
Site Web : www.attorneygeneral.jus.gov.on.ca

Mood Disorders Association of Ontario
Renseignements : 416 486-8046 à Toronto ou,
    sans frais, 1 888 486-8236
Site Web : www.mooddisorders.on.ca

Motherisk

Renseignements : 416 813-6780 à Toronto ou,

sans frais, 1 877 327-4636 (ligne d'information sur la consommation d'alcool et de drogues durant la grossesse et pendant l'allaitement)

Site Web : www.motherisk.org

Motherisk fournit des renseignements sur les effets de l'alcool, des médicaments sur ordonnance et en vente libre et des drogues illégales pendant la grossesse et l'allaitement.

National Eating Disorder Information Centre

Renseignements : 416 340-4156 à Toronto ou,

sans frais, 1 866 633-4220

Site Web : www.nedic.ca

National Institute of Mental Health

Site Web : www.nimh.nih.gov

Ontario Association for Marriage and Family Therapy

Renseignements : 416 364-2627 à Toronto ou,

sans frais, 1 800 267-2638

Site Web : www.oamft.on.ca

Ontario Association of Acupuncture and Traditional Chinese Medicine

Renseignements : 416 944-2265 à Toronto

Ontario Association of Naturopathic Doctors

Renseignements : 416 233-2001 à Toronto ou,

sans frais, 1 877 628-7284

Site Web : www.oand.org

Ontario au travail

Site Web : www.cfcs.gov.on.ca/CFCS/fr/programs/IES/ OntarioWorks/default.htm

Ontario Council of Alternative Businesses (OCAB)
Renseignements : 416 504-1693 à Toronto
Site Web : www.icomm.ca/ocab

Ontario Massage Therapist Association
Renseignements : 416 979-2010 à Toronto ou,
  sans frais, 1 800 668-2022

Ontario Obsessive Compulsive Disorder Network
Renseignements : 416 410-4772 à Toronto
Site Web : www.oocdn.org

Ordre des diététistes de l'Ontario
Renseignements : 416 598-1725 à Toronto ou,
  sans frais, 1 800 668-4990
Site Web : www.cdo.on.ca

Ordre des médecins et chirurgiens de l'Ontario
Renseignements : 416 967-2626 (pour repérer un médecin en
  particulier) et 416 967-2603 (renseignements généraux) à Toronto
  ou, sans frais, 1 800 268-7096
Site Web : www.cpso.on.ca

**Ordre des travailleurs sociaux et des techniciens
en travail social de l'Ontario**
Site Web : www.ocswssw.org

**Programme ontarien de soutien aux personnes handicapées
(par l'intermédiaire du ministère des Services à la collectivité,
à la famille et à l'enfance)**
Site Web : www.cfcs.gov.on.ca/CFCS/fr/programs/IES/
  OntarioDisabilitySupportProgram/default.htm.

Progress Place
Site Web : www.progressplace.org
Progress Place est le premier et plus grand clubhouse du Canada.

PSYCHDIRECT
Site Web : www.psychdirect.com
Il s'agit d'un site éducatif de l'Université McMaster traitant des questions de santé mentale.

Réseau canadien de la santé
Site Web : www.reseau-canadien-sante.ca

Réseau national pour la santé mentale
Renseignements : 905 682-2423 à St. Catharines ou,
   sans frais, 1 888 406-4663

Réseau ontarien de la santé des femmes
Renseignements : 416 408-4840 à Toronto
Site Web : www.owhn.on.ca

Santé mentale pour Enfants Ontario
Renseignements : 416 921-2109 à Toronto
Site Web: www.cmho.org

Schizophrenia Society of Ontario
Renseignements : 416 449-6830 à Toronto ou,
   sans frais, 1 800 449-6367
Site Web : www.schizophrenia.on.ca

Service de référence aux avocats de la Société du barreau du Haut-Canada (Ontario)
Renseignements : 1 900 565-4577 (frais automatiques de 6 $)

Shelternet
Site Web : www.shelternet.ca
Shelternet fournit une liste de refuges pour femmes victimes d'agression.

Shiatsu Therapy Association of Ontario
Renseignements : 416 923-7826 à Toronto ou,
   sans frais, 1 877 923-7826

Société canadienne de schizophrénie

Renseignements : 905 415-2007 à Toronto ou,
    sans frais, 1 888 SSC-HOPE (772-4673)

Site Web : www.schizophrenia.ca

StressFree Net

Site Web : www.stressfree.com

Télésanté Ontario

Renseignements : 1 866 797-0000 ou 1 800 387-5559 (ATS)

Site Web : www.gov.on.ca/health/french/programf/telehealthf/
    telehealth_mnf.html

Toronto Social Housing Connections

Renseignements : 416 392-6111 à Toronto

Tribunal du logement de l'Ontario

Renseignements : sans frais, 1 888 332-3234

Site Web : www.orht.gov.on.ca

211 Toronto

Renseignements : 211 à Toronto ou 416 397-4636 à l'extérieur de Toronto

Site Web : www.211toronto.ca

*211 Toronto offre des renseignements sur les services communautaires
de Toronto et de certaines régions environnantes.*

*Nota : Outre son propre site, le Centre de toxicomanie et de santé mentale
(CTSM) ne sanctionne aucun des sites mentionnés dans cette liste.*

Annexe C : Formules juridiques courantes

La **Formule 1 (Demande d'évaluation psychiatrique faite par un médecin)** peut servir à imposer à une personne une évaluation d'une durée maximale de 72 heures (trois jours) dans un établissement psychiatrique. Pour qu'une personne soit inscrite sur une Formule 1, un médecin doit avoir personnellement examiné cette personne au cours des sept jours précédents et avoir des motifs valables de croire qu'elle répond à certains critères aux termes de la *Loi sur la santé mentale (Voir la section Hospitalisation au Chapitre 13, p. 124)*.

La Formule 1 permet également de s'assurer qu'un autre médecin examinera la personne ayant un problème de santé mentale. Au cours d'une évaluation, d'autres professionnels de la santé mentale (infirmières, psychologues et travailleurs sociaux) peuvent se réunir avec la personne et les membres de sa famille, ses amis ou fournisseurs de soins et obtenir des renseignements supplémentaires.

La **Formule 2 (Ordonnance d'examen)** est utilisée dans les mêmes conditions que la Formule 1, mais est émise par un juge de paix. En règle générale, la famille ou les amis d'une personne ayant un problème de santé mentale ont recours à une Formule 2 lorsque cette personne ne peut être examinée par un médecin. Cette formule permet à la police d'amener la personne en question à l'hôpital pour y subir une évaluation psychiatrique, mais n'autorise pas le personnel de l'hôpital à la retenir contre son gré. Si une évaluation plus longue en établissement s'avère nécessaire, le médecin examinateur devra remplir une Formule 1.

La **Formule 3 (Certificat d'admission en cure obligatoire)** sert à hospitaliser une personne contre son gré. Une Formule 3 ne peut pas être émise par le médecin qui a rempli la Formule 1. La personne nommée sur une Formule 3 est hospitalisée pendant une durée maximale de deux semaines. Elle a cependant le droit de demander à la Commission du consentement et de la capacité de passer rapidement en revue la demande.

La **Formule 4 (Certificat de renouvellement)** est utilisée lorsqu'un médecin détermine qu'une personne doit rester hospitalisée contre son gré pendant un mois de plus. Cette formule peut être utilisée ultérieurement pour obliger la personne à rester à l'hôpital deux mois de plus (deuxième renouvellement) ou jusqu'à trois mois de plus (troisième renouvellement ou plus). Ce certificat peut être renouvelé indéfiniment. Mais à chaque renouvellement, la personne peut demander à la Commission du consentement et de la capacité de passer en revue la demande.

La **Formule 5 (Passage de statut de malade en cure facultative ou volontaire)** est utilisée lorsqu'un médecin détermine que la personne n'a plus besoin d'être hospitalisée contre son gré. Cette formule peut être remplie à tout moment pour mettre un terme à une Formule 3 ou 4 avant son échéance. Un patient est considéré automatiquement comme patient en cure volontaire ou facultative dès que son certificat d'admission prend fin et n'est pas renouvelé.

La **Formule 14 (Consentement à la divulgation, à la transmission ou à l'examen d'un dossier clinique)** est remplie lorsqu'un patient désire donner la permission à une autre personne de consulter son dossier médical ou d'en obtenir une copie.

La **Formule 28 (Demande en vue d'examiner un dossier clinique en vue d'en faire des copies)** est remplie lorsqu'une personne désire obtenir une copie de son dossier médical.

> Vous pouvez trouver ces formules et d'autres formules sur le site Web du ministère de la Santé et des Soins de longue durée, www.gov.on.ca/health/french/formsf/formsf/mental_fmf.html.

Annexe D : Ressources locales

ORGANISME	SITE WEB OU N° DE TÉLÉPHONE

Glossaire

Consentement éclairé — Autorisation donnée par quelqu'un qui connaît son état de santé et la nature du traitement proposé, ses risques, avantages et effets secondaires possibles, les conséquences de l'absence de traitement et les autres traitements disponibles.

Crise — Situation de danger ou de grande difficulté. Une personne en état de crise peut se sentir incapable de composer avec une situation ou en perte de contrôle (p. ex., difficulté à dormir, manger, se concentrer ou accomplir ses tâches quotidiennes à la maison, au travail ou à l'école).

Défenseur (des intérêts, des droits) — Personne qui soutient quelqu'un ou parle en son nom et défend ses intérêts ou droits.

Dispositions spéciales au travail — Aménagements apportés au milieu de travail ou à la façon d'accomplir un travail, en fonction des besoins du client et de son handicap physique ou autre. Ces changements pourraient comprendre entre autres : avoir un bureau plus calme, des pauses plus fréquentes, des congés pour aller à des rendez-vous médicaux, un meilleur encadrement et pouvoir travailler à la maison. Ces dispositions spéciales sont possibles tant que la personne peut accomplir les tâches principales de son travail.

Échelle variable (des coûts ou des honoraires) — Ajustement des coûts ou des honoraires selon le revenu de la personne ou sa capacité de payer.

Effets secondaires — Effets d'un médicament qui se manifestent en dehors des effets désirés. Les effets secondaires ne sont habituellement pas voulus.

Épisode — Période au cours de laquelle une personne manifeste les symptômes d'un problème de santé mentale comme la dépression ou une manie.

Équipe de traitement communautaire dynamique — Équipe pluri-disciplinaire (groupe de professionnels de différents domaines) qui offre une gestion intensive de cas aux personnes ayant des problèmes graves et continuels de santé mentale. Elle aide les personnes qui ont été souvent hospitalisées et qui pourraient avoir besoin d'aide pour prendre leurs médicaments, trouver un logement ou faire appel aux services de soutien comme les programmes d'aide à l'emploi.

Ergothérapeute — Professionnel de la santé réglementé, formé pour cerner les difficultés que peut avoir une personne à vivre au quotidien. Sa tâche principale est de déterminer avec le client ce que ce dernier désire accomplir et ce qu'il doit savoir sur la plan de l'autonomie, de la productivité et des loisirs. Son objectif ultime est d'apprendre au client à acquérir de nouvelles techniques d'adaptation et compétences afin d'augmenter son autonomie et sa qualité de vie.

Gestionnaire de cas — Personne qui rencontre individuellement les clients pour leur offrir des services de soutien plus complets et person-nalisés. Sa clientèle se compose principalement de personnes ayant des besoins complexes.

Groupe de soutien — Groupe de personnes ayant des intérêts ou une situation en commun, comme un problème de santé mentale particulier, et qui se réunit régulièrement pour échanger des idées, des sentiments et des renseignements sur les ressources communautaires.

Hospitalisation forcée/placement involontaire — Hospitalisation d'une personne contre son gré, pendant une période donnée.

Incapable — Aux termes de la *Loi sur le consentement aux soins de santé* et de la *Loi sur la prise de décisions au nom d'autrui*, se dit d'une personne incapable de comprendre l'information dont elle a besoin pour prendre certaines décisions et d'évaluer les conséquences raisonnablement prévisibles de la prise de décisions ou de l'absence de décision.

Logement social — Logement partiellement payé par l'État ou dont le loyer est fonction du revenu des locataires.

Mandataire — Personne autorisée légalement à prendre des décisions à l'égard du traitement et des soins d'une personne qui est incapable de le faire elle-même.

Naturopathe — Professionnel de la santé formé dans l'utilisation de méthodes naturelles (homéopathie, nutrition clinique, médecine chinoise traditionnelle et médecine par les plantes) pour promouvoir la guérison.

Observation — Entière participation du client au traitement prescrit par son médecin, par exemple prendre ses médicaments tels que prescrits et participer à des séances de thérapie.

Ordonnance de traitement en milieu communautaire (OTC) — Ordre juridique émis par un médecin et auquel a consenti la personne ayant un problème de santé mentale grave ou son mandataire. L'OTC stipule les conditions auxquelles doit se conformer cette personne pour vivre dans la collectivité.

Ordre professionnel ou organisme de réglementation — Organisme responsable aux yeux de la loi de régir la pratique d'un groupe particulier de travailleurs de la santé et de délivrer leur permis d'exercice. Il fait tout en son pouvoir pour que ses membres exercent correctement leur profession et s'occupe des plaintes des clients. Tous les travailleurs autorisés de la santé et des services sociaux de l'Ontario adhèrent à un ordre professionnel ou organisme de réglementation qui établit les lignes directrices, règlements et normes professionnelles régissant leur travail.

Procuration — Document juridique dont se sert une personne pour autoriser quelqu'un d'autre à prendre des décisions importantes en son nom. Il existe deux types de procuration : procuration relative aux biens de la personne (gestion financière) et procuration relative au soin de la personne (soins de santé, logement, nutrition, hygiène, sécurité).

Procureur au soin de la personne — Personne qui reçoit une procuration d'une autre personne l'autorisant à prendre des décisions relativement à ses soins advenant qu'elle ne soit plus apte à prendre elle-même de telles décisions.

Procureur/tuteur légal aux biens — Personne qui reçoit une procuration d'une autre personne l'autorisant à prendre des décisions relativement à la gestion de ses biens, advenant qu'elle ne soit plus apte à prendre elle-même de telles décisions.

Programme de déjudiciarisation — Programmes mis sur pied par les tribunaux qui ont pour but de rediriger les clients vers des services de santé mentale et de soutien. Ils permettent à certains d'éviter l'incarcération ou un dossier criminel.

Psychiatrie légale — Branche de la psychiatrie qui traite les clients ayant un problème de santé mentale qui ont des démêlés avec la justice.

Psychose — Perturbation qui provoque l'effondrement de la personnalité d'une personne. La personne perd contact avec la réalité : elle peut s'imaginer entendre des voix et voir des choses qui n'existent pas, ou croire en des choses qui semblent fausses.

Psychothérapie — Terme général décrivant une forme de traitement s'appuyant sur les conversations entre un client et son thérapeute. Une psychothérapie tente de soulager la détresse d'une personne par la discussion et l'expression de ses sentiments. Elle l'aide à modifier ses attitudes, comportements et habitudes, et à acquérir de meilleures techniques d'adaptation.

Rechute — Retour des symptômes d'un problème de santé mentale après que le client a montré ce qui semble être une amélioration à la suite d'un traitement, mais avant la disparition complète des symptômes.

Spécialiste en réadaptation professionnelle — Intervenant formé pour aider des personnes à évaluer leurs compétences et élaborer des stratégies de préparation à l'éducation, à la formation et à l'emploi. Il leur offre également du soutien pour les aider à conserver leur emploi ou activité d'apprentissage.

Stigmate — Attitude négative qu'ont certaines personnes à l'égard d'autres ayant un problème de santé mentale qui entraîne des préjugés et des comportements injustes et discriminatoires.

Trouble de l'humeur — Ensemble de symptômes caractérisant une altération de l'humeur. Le trouble bipolaire et la dépression sont des troubles de l'humeur.

Troubles concomitants — Diagnostic d'une personne ayant un problème à la fois de santé mentale et de toxicomanie.

Tuteur et curateur public (TCP) — Fonctionnaire (appuyé d'une grande équipe) tenu par la loi d'aider les personnes vulnérables qui ne sont pas en mesure de gérer leurs propres biens, en prenant en leur nom des décisions à l'égard de leur traitement et de leurs affaires financières. Le TCP n'est nommé qu'en dernier recours, lorsque aucun membre de la famille de la personne n'est disponible.

Utilisateur-survivant — Terme qu'emploient certaines personnes ayant un problème de santé mentale ou ayant eu recours à des services et programmes de santé mentale. En fonction de leurs expériences, certaines personnes pensent qu'elles ont survécu à un problème de santé mentale alors que d'autres pensent avoir survécu au système de santé mentale.

www.ingramcontent.com/pod-product-compliance
Lightning Source LLC
Chambersburg PA
CBHW060858280326
41934CB00007B/1094